DU

TRAITEMENT DES VARICES

ET SPÉCIALEMENT

DU PROCÉDÉ PAR LES INJECTIONS

DE LIQUEUR IODO-TANNIQUE

PAR LE Dr PETRUS ROUBY

EX-INTERNE DES HÔPITAUX DE LYON,
EX-PRÉPARATEUR DE CHIMIE A L'ÉCOLE DE MÉDECINE DE LA MÊME VILLE,
MEMBRE ADJOINT DE LA SOCIÉTÉ DES SCIENCES MÉDICALES.

PARIS
ADRIEN DELAHAYE, LIBRAIRE-EDITEUR
PLACE DE L'ÉCOLE-DE-MÉDECINE

1867

DU

TRAITEMENT DES VARICES

ET SPÉCIALEMENT

DU PROCÉDÉ PAR LES INJECTIONS

DE LIQUEUR IODO-TANNIQUE

PAR LE Dr PETRUS ROUBY

EX-INTERNE DES HÔPITAUX DE LYON,
EX-PRÉPARATEUR DE CHIMIE A L'ÉCOLE DE MÉDECINE DE LA MÊME VILLE,
MEMBRE ADJOINT DE LA SOCIÉTÉ DES SCIENCES MÉDICALES

PARIS
ADRIEN DELAHAYE, LIBRAIRE-EDITEUR
PLACE DE L'ÉCOLE-DE-MÉDECINE

1867

Le nombre des procédés mis en usage pour obtenir la cure radicale des varices est considérable; mais la plupart de ces opérations, basées très-souvent sur des théories fausses, de plus exposent le malade à de graves dangers; aussi sont-elles rejetées aujourd'hui avec raison. Deux chirurgiens ont contribué à ce résultat, Bonnet de Lyon et M. Verneuil. Leurs travaux dominent la question des varices, et devront désormais servir de guide à tous ceux qui étudieront cette maladie. M. Verneuil, le scalpel à la main, a créé l'anatomie pathologique de cette affection, et en montrant le siége réel et primitif du mal dans les veines profondes, il a prouvé combien était mal fondée la prétention d'obtenir la cure radicale, en attaquant seulement les veines superficielles. Bonnet, à propos du traitement, pose l'indication suivante : Les procédés opératoires pour la cure des varices ne sont bons qu'autant qu'ils n'entraînent pas la suppuration de la veine à l'air libre. Mettre la plaie veineuse à l'abri du contact de l'air, tel est le but que doivent se proposer d'atteindre tous les chirurgiens qui créent des méthodes opératoires nouvelles.

Pour arriver à ce résultat, Bonnet inventa la *cautérisation*. Plus tard, grâce encore à l'activité ingénieuse des chirurgiens lyonnais, une nouvelle méthode est fondée, l'*injection* d'un liquide coagulant dans les vaisseaux: Pravaz (1851) en est le créateur. Le liquide dont il se sert est le perchlorure de fer, qu'il injecte d'abord dans les artères des animaux, quelque temps après dans les tumeurs anévrysmales. MM. Desgranges et Valette appliquent l'idée de Pravaz au traitement des varices. Mais le perchlorure de fer présente des inconvénients sérieux, que nous étudierons plus tard; aussi tandis qu'un certain nombre de chirurgiens continuaient à s'en servir, mais avec une certaine prudence, que d'autres revenaient à la cautérisation avec la pâte de Vienne et le chlorure de zinc, à Lyon on cherchait et on trouvait une autre liqueur qui avait les avantages du perchlorure, sans en avoir les inconvénients; c'est la *liqueur iodo-tannique* de MM. Socquet et Guillermond (1).

En 1854, MM. Barrier (2) et Desgranges (3) publièrent quelques cas de guérison de varices au moyen de l'injection de cette liqueur dans les veines. En 1860, M. Gaulthier, interne alors des hôpitaux de Lyon, choisissait l'étude de ce procédé comme sujet de thèse inaugurale (4), et publiait seize observations tirées de la pratique de M. Desgranges, dans lesquelles autant de malades avaient été guéris sans accident.

Le procédé était inauguré; restait à savoir si des faits plus nombreux ne viendraient pas apporter des revers à ce mode d'injection. Pour cela il fallait attendre; il fallait laisser parler l'expérience. Aujourd'hui des résultats continuellement heureux, sont venus confirmer

(1) Gazette médicale de Lyon, 1854.
(2) Barrier, id.
(3) Desgranges, id. et Bulletin général de thérapeutique, 1855.
(4) Thèses de Montpellier, 1860.

l'innocuité complète de cette opération. Depuis cinq ans, mon maître, M. Delore, a traité par ce procédé 60 malades variqueux, et jamais il n'est survenu d'accidents sérieux. Toutes les opérations pourtant ont été pratiquées à l'Hôtel-Dieu de Lyon, dans les grandes salles duquel végètent continuellement des érysipèles et des infections purulentes. Aussi, ai-je pensé qu'il ne serait pas inutile de prouver, en tirant les conclusions de ce grand nombre de faits, la supériorité de ce nouveau procédé sur les anciens.

Voici l'ordre que nous avons suivi dans ce travail :

1er Chapitre. — Formation des varices; théorie de M. Verneuil.

2e — Les varices exigent-elles un traitement actif?

3e — Nouvelle classification des diverses méthodes de traitement.

4e — De la liqueur iodo-tannique; manuel opératoire et résultat de l'injection.

5e — Prééminence de ce procédé sur les méthodes les plus employées.

6e — De la cure radicale des varices.

7e — Observations qui servent de base à notre travail.

Que M. le docteur Delore, notre guide dans le choix du sujet et dans l'étude de notre thèse, reçoive l'expression de notre reconnaissance pour les conseils savants qu'il nous a donnés, et pour l'amitié bienveillante dont il nous a honoré.

Je remercie mes chers amis les docteurs Schaack et Marduel pour la complaisance sans bornes, qu'ils ont mise à nous aider dans la composition de ce travail.

DU

TRAITEMENT DES VARICES

ET SPÉCIALEMENT

DU PROCÉDÉ PAR LES INJECTIONS

DE LIQUEUR IODO-TANNIQUE

CHAPITRE PREMIER.

FORMATION DES VARICES.

Physiologie normale. — Pour bien comprendre la formation des varices, il n'est pas inutile de rappeler en quelques mots la disposition des veines dans les membres inférieurs et la direction du cours du sang dans cette partie du système circulatoire ; cette étude est nécessaire pour comprendre le mode d'action des traitements divers employés dans la cure des varices.

On divise les veines des membres inférieurs en veines

superficielles et en veines profondes : les troncs principaux des veines superficielles se nomment *saphènes*, ceux des veines profondes portent les mêmes noms que les artères qu'ils accompagnent; les branches veineuses, sauf pour la poplitée et la fémorale, sont toujours en nombre double des branches artérielles.

Les veines profondes sont, en arrière : les *veines plantaires internes et externes*, les *tibiales postérieures*, les *péronières*, les *tibio-péronières;* en avant, les *tibiales antérieures*, continuation des *pédieuses*. La réunion successive de ces vaisseaux forme la *veine poplitée*, à laquelle aboutissent, outre les vaisseaux articulaires, la *saphène externe* et les *veines jumelles*. La veine poplitée, en passant sous l'anneau aponévrotique du triceps, prend le nom de *veine fémorale* et reçoit tout le sang des veines musculaires de la cuisse.

Les veines superficielles sont la *saphène externe* et la *saphène interne*. La première, placée sur la ligne médiane de la région postérieure de la jambe, s'ouvre dans la veine poplitée, au-dessus des deux jumeaux; elle présente une communication avec les veines profondes, derrière la malléole externe et sur le dos du pied. La veine saphène externe transporte donc, soit dans les veines péronières et tibiales postérieures, soit surtout dans la veine poplitée, le sang sous-cutané des régions postérieures et externes de la jambe.

La veine saphène interne, placée sur les parties latérales du membre inférieur, reçoit le plus grand nombre des veines sous-cutanées de la jambe et toutes les veines sous-cutanées de la cuisse.

Ici nous arrivons à un fait anatomique de la plus grande importance pour le sujet qui nous occupe, je veux parler des branches de communication des veines superficielles avec les veines profondes : la saphène communique au pied avec la plantaire interne ; au niveau de la malléole interne, avec les veines pédieuses et tibiales antérieures ; au niveau du genou par la veine articulaire inférieure, avec la poplitée ; à la cuisse, avec la fémorale par deux anastomoses, qui décrivent des anses à concavité supérieure.

« A la jambe, au contraire de ce qui se passe pour la circulation du bras, d'après M. Verneuil, le sang remonte presque exclusivement par les vaisseaux centripètes profonds ; de distance en distance les veines sous-cutanées y versent leur trop plein ; les expériences d'amphithéâtre et la disposition valvulaire des canaux de communication entre les deux ordres de vaisseaux, démontrent cette différence physiologique encore peu connue. »

En sorte que, le sang de retour provenant du réseau sous-cutané ne suit pas le trajet de la veine saphène, mais se rend successivement dans les veines profondes au moyen des canaux de communication. Ainsi le sang des veines collatérales du pied pénètre dans la saphène à son origine, parcourt ce vaisseau dans un trajet très-court et se jette par un vaisseau de communication situé au-dessus de la malléole interne dans les veines tibiales antérieures. De même, plus haut, les vaisseaux sous-cutanés se rendent dans la saphène, et celle-ci ne tarde pas à verser son contenu, soit dans les veines tibiales postérieures, au moyen des canaux qui traversent les insertions tibiales du soléaire, soit dans les tibiales antérieures, au moyen du large vaisseau de communication que nous avons mentionné à la partie moyenne de la jambe, soit enfin dans la poplitée, au moyen de la veine articulaire inférieure qui sert de canal d'union entre ces deux vaisseaux.

Donc tout le sang qui a rempli la portion jambière de la saphène s'est versé au niveau du genou dans la veine fémorale profonde et non dans la saphène de la cuisse. Par conséquent ce vaisseau n'est pas rempli par la même colonne de liquide dans toute sa hauteur.

De plus, la veine poplitée est remarquable par l'épaisseur de ses parois qui est tellement considérable, que cette veine reste béante, après avoir été ouverte, en sorte que sur le cadavre on la confond quelquefois avec l'artère. Au contraire, les saphènes ne présentent relativement que des parois très-minces. D'où vient cette différence? M. Gubler a prouvé par des expériences la contractilité des veines (1). Or, la poplitée a besoin d'une couche épaisse de fibres musculaires pour pousser dans la veine fémorale tout le sang qui a servi à la nutrition de la jambe; la saphène au contraire, vaisseau accessoire, ne présente qu'une faible couche de tissu contractile. Enfin les valvules, très-nombreuses dans les canaux de communication et dans les veines musculaires sont disposées de façon, dit M. Verneuil, à conduire le sang dans les veines profondes.

Tous ces faits anatomiques sont très-importants : ils détruisent de fond en comble la théorie sur laquelle était basé le plus grand nombre de procédés pour la cure radicale des varices. En effet, on pensait que le sang de presque toutes les veines sous-cutanées, était transporté par la saphène interne, et que la colonne liquide de la partie inférieure remontait dans la saphène

(1) Société de biologie, 1849.

de bas en haut. Nous venons de voir qu'il n'en est rien. Voici la conséquence qu'on en tirait : les varices sont produites par le poids de la colonne sanguine contenue dans la saphène, poids qui tend à entraîner le sang de haut en bas et qui, se faisant sentir surtout sur la partie inférieure du vaisseau, en dilate les parois par sa pression. Par conséquent, si on oblitère la saphène au milieu de son trajet, on diminue de moitié le poids de la colonne sanguine qui pèse sur la partie inférieure du vaisseau, et les parois reprennent leur volume normal sous une pression moindre. De là sont nées toutes les méthodes indirectes, ayant pour but l'oblitération de la saphène, tels que ligatures, incisions, extirpations partielles, cautérisations. Cette théorie étant fausse, les traitements dont elle était la base ne devaient donner aucun résultat.

En effet, on oblitère la saphène au niveau du genou, soit au moyen de la ligature, soit par tout autre procédé ; on s'imagine ainsi guérir les varices situées au-dessous : « Sublata causa, tollitur effectus, » dit-on, les veines de la jambe n'ayant plus à supporter le poids de la colonne sanguine, doivent reprendre leur volume normal ; mais loin de guérir, les varices continuent à se développer.

C'est ce qui arrive pour le procédé d'Everard Home, le type des procédés ayant pour but de lutter contre le poids de la colonne sanguine, en interrompant le cours du sang, le plus près possible de la terminaison des branches collatérales dans la saphène, au moyen d'une ligature simple à ciel ouvert. Outre que ce mode opératoire occasionne des accidents redoutables, il n'empêche pas la récidive ; « et cette récidive ne se montre pas toujours tardivement, dit M. Verneuil, dans une appréciation de cette méthode, elle peut sévir, si je puis ainsi dire, d'une manière aiguë.

Sir Everard Home lui-même, rapporte l'observation d'un malade dont les varices des jambes et des pieds augmentèrent à la suite de la ligature de la saphène (1). La 51e observation de Hogdson présente un semblable fait ; le mal ne diminua pas, après l'oblitération spontanée de la saphène (2) ; J.-L. Petit, parle de varices dans lesquelles se forma une coagulation spontanée, et qui loin de diminuer, augmentèrent dans les parties déjà malades et s'étendirent dans des ramifications qui ne l'étaient pas.. Vacca Berlinghieri (3), après un grand nombre d'opérations de dilatations veineuses par la ligature, avait abandonné ce procédé, parce que les succès n'étaient pas durables (4).

Bonnet opère un malade dont Dupuytren avait incisé la saphène au milieu de la cuisse et dont les varices de la jambe ne s'étaient pas améliorées. Le même chirurgien enlève une tumeur variqueuse de la cuisse, et chez cet opéré, les varices de la jambe continuent à se développer (5). Comme on juge un arbre d'après ses fruits, on aurait dû, d'après les résultats, juger la théorie et la rejeter; mais les chirurgiens et Bonnet entre autres, la conservèrent ; ils changèrent seulement le procédé, en

(1) Everard Home, Treat. of ulcers ou the legs (London, 1797, p. 170 et suivantes,)

(2) Hogdson, Traité des maladies des artères et des veines, tome II, traduction Breschet. Paris, 1819.

(3) J. L. Petit. Traité des maladies chirurgicales, teme II, page 43.

(4) Vacca Berlinghieri. Voyage en Italie de Louis Valentin, 1820, 2e édit., page 124.

(5) Archives de médecine, tome V de la 3e série.

multipliant sur le même sujet les oblitérations des canaux veineux; s'ils obtinrent ainsi des guérisons temporaires plus ou moins prolongées, ce résultat est dû à une autre cause que nous étudierons plus tard.

Une seconde raison tirée des faits anatomiques doit faire rejeter la théorie dont nous venons de voir les résultats peu brillants, lorsqu'elle sert de base à certaines opérations. En effet, si c'est le poids de la colonne sanguine contenue dans la saphène, qui détermine les varices, la dilatation de la veine doit toujours débuter par la partie inférieure, qui supporte directement cette pression. C'est ce qui n'a pas lieu. Les varices ne débutent jamais par le tronc de la veine saphène interne ; ce vaisseau reste le plus souvent à l'état normal ; parfois même il s'atrophie quand le membre tout entier est couvert de dilatations. On peut vérifier cette assertion sur les pièces préparées par M. Verneuil, déposées au musée Dupuytren (1).

Donc, cette théorie de la reproduction des varices par une influence mécanique est contredite, soit par les faits anatomiques, soit par le résultat des opérations.

Physiologie pathologique. — On peut dire que c'est M. Verneuil qui a créé la véritable anatomie pathologique des varices. Avant lui, P. Briquet les avait divisées en trois classes : 1° Simple élargissement des veines; 2° dilatation uniforme avec épaississement des parois du vaisseau, formé surtout par l'hypertrophie de la membrane moyenne ; 3° dilatation inégale du canal veineux avec épaississement dans certains points, amincissement dans d'autres, de la membrane moyenne à travers la-

(1) Maladies des veines, nos 251, 252, 254 (musée Dupuytren).

quelle la membrane interne faisant hernie, forme des renflements sacciformes. Cette classification peut présenter quelque utilité au point de vue de la description des varices, mais P. Briquet n'avait vu que les varices superficielles; M. Verneuil découvrit le siége du mal dans les veines profondes, et nous verrons combien ce fait est important, quand nous aborderons la question du traitement. Voici le résumé des dissections de M. Verneuil : Le siége primitif et réel de la phlébectasie réside dans les veines profondes, mais non dans celles qui accompagnent les artères comme les veines fémorales, poplitées, tibiales antérieures, qui ne sont jamais variqueuses; pourtant les tibiales postérieures et les péronières peuvent le devenir. Les varices naissent surtout sur les veines intra et inter-musculaires, et plus spécialement sur les veines musculaires des jumeaux et du soléaire, de là elles se propagent soit aux troncs veineux, au moyen desquels les veines précédentes s'anastomosent avec les veines sous-cutanées, soit aux canaux de communication des vaisseaux profonds avec les saphènes.

Si la maladie continue sa marche, si la cause qui la produit n'est pas supprimée, les veines superficielles se dilatent à leur tour, et l'on peut apercevoir sous la peau les aspects divers des dilatations veineuses décrites par Briquet. Les varices profondes précèdent donc toujours les varices superficielles, et l'on peut constater la dilatation des veines inter et intra-musculaires, sans que les vaisseaux sous-cutanés soient atteints. Nous avons pu vérifier nous-même ce fait important. Lorsque nous commencions à nous occuper de ce travail, c'était avec la pensée que la cure radicale des varices pouvait être obtenue; le Mémoire de M. Verneuil détruisait toutes nos prétentions à cet égard ; voulant nous assurer de la réalité de l'existence des varices profondes, nous fîmes six fois, à l'amphithéâtre de Lyon, sur des individus atteints de varices, une dissection attentive des veines profondes de la jambe ; toujours lorsque les vaisseaux superficiels étaient dilatés, les vaisseaux profonds l'étaient également. Chez l'un d'eux, dont nous citons l'observation plus loin à propos des ulcères variqueux, les veines superficielles étaient à peine dilatées, c'était un simple élargissement des parois veineuses, et pourtant en pénétrant dans les muscles soléaire et jumeaux, nous trouvions des varices considérables.

Quel est le mécanisme de la production des varices? D'après l'éminent chirurgien qui nous sert de guide dans cette partie de notre travail, elles sont produites par un obstacle qui se rencontre sur le trajet des veines profondes de la jambe, puisque c'est là que débute le mal ; c'est l'anneau du soléaire, ce sont les anneaux musculaires qui arrêtent la circulation veineuse. Derrière ces obstacles, le reflux dans les veines superficielles étant impossible à cause de la disposition des valvules, le système des veines intra et inter-musculaires devient turgescent ; peu à peu les parois cèdent, et l'on a les varices profondes. Au bout d'un certain temps, les valvules elles-mêmes distendues sous cette pression, continue du reflux du sang, deviennent insuffisantes, et la dilatation variqueuse s'étend dans le réseau sous-cutané. Puis enfin le mal gagne les saphènes internes ; ces vaisseaux en se contractant, ne peuvent plus envoyer le sang qu'ils contiennent dans les veines profondes, à cause de l'obstacle qu'ils rencontrent dans les canaux de communication déjà gorgés de sang, de là stase du sang, dilatation plus ou moins régulière des parois, insuffisance des valvules, production des varices. Telle est l'hypothèse qui explique le mieux la formation de la phlébectasie; mais d'après M. Verneuil lui-même toutes ces interprétations manquent d'une démonstration suffisante, et il reste à faire sur ce sujet, ainsi que sur les lésions au point de vue histologique des différentes tuniques de la veine, un travail intéressant.

Avant de terminer ce chapitre, disons quelques mots de deux points d'étiologie, ayant rapport, l'un à l'influence de la profession, l'autre à l'influence du côté gauche, comme cause prédisposante des varices.

M. Sistach a publié dans la *Gazette médicale de Paris* (année 1863), une étude statistique sur les varices; à propos des causes prédisposantes, il donne avec raison une influence très-grande à la station verticale continue ou longtemps prolongée, combinée ou non soit avec des efforts répétés, soit avec une fatigue musculaire excessive. Puis il ajoute que les varices proviennent dans quelques cas de positions vicieuses, qui déterminent des pressions continues ou des contractions prolongées, comme, par exemple, chez les ouvriers en soie qui font usage du métier à la Jacquart.

L'influence de cette cause me paraît considérablement trop grande. En effet, nous avons fait à Lyon une statistique des professions des malades atteints de phlébectasie. Sur 60 cas de traitement de varices dont les observations suivent, 56 fois la profession est indiquée; en y ajoutant 15 variqueux tirés de la thèse de M. Gauthier (Montpellier, 1860), 8 d'un Mémoire de

M. Desgranges, en 1854 (1), 16 provenant d'une statistique d'ulcères variqueux, que m'a envoyée de Lyon mon excellent ami, le docteur Schaack, nous arrivons à un total de 95 variqueux; sur ce nombre assez considérable, 4 seulement étaient tisseurs, chiffre peu important pour une ville de 3 à 400,000 âmes, ou une grande partie de la population est composée d'ouvriers en soie.

Le second point d'étiologie dont nous voulons dire quelques mots, est relatif à la fréquence des varices du côté gauche; nous ne parlons en ce moment que des dilatations superficielles. M. Verneuil, dans un Mémoire inséré dans la *Gazette hebdomadaire*, 1855, prétend que les varices spontanées n'offrent aucune prédilection pour le côté gauche; d'après sa statistique la phlébectasie a lieu aussi souvent sur un membre que sur un autre. Bien que je n'attache aucune importance à ce fait, je dois dire pourtant que mes observations ne me conduisent pas au même résultat que M. Verneuil.

Sur 72 observations tirées de la même source que précédemment, dans lesquelles ce fait est relaté, 16 malades sont affectés de varices du côté droit, 41 du côté gauche, 15 des deux jambes. D'après notre statistique, les varices sont donc beaucoup plus fréquentes au côté gauche qu'au côté droit. Établissant un rapport, nous trouvons le membre gauche affecté de varices cinq fois pendant que le droit en sera atteint deux fois. Sans pouvoir expliquer le fait, il est intéressant au point de vue de la physiologie pathologique de le constater. Je rappellerai pourtant une double coïncidence : 1° dans la varicocèle, la lésion se trouve à peu près toujours à

(1) Bulletin général de thérapeutique, 1855.

gauche ; d'après M. Sistach sur 1000 cas, elle existe 919 fois à gauche, 40 fois à droite et 41 fois des deux côtés ; 2° le cancer, de l'aveu de tous les chirurgiens, affecte une préférence marquée pour le sein gauche. De ces trois faits, il résulterait que le côté gauche est plus apte que le droit à contracter certaines maladies.

CHAPITRE II

LES VARICES EXIGENT-ELLES UN TRAITEMENT ACTIF ?

Pour répondre à cette question, il est nécessaire de diviser les varices en deux classes : 1° les dilations veineuses symptomatiques et les dilatations veineuses essentielles.

Les premières se reconnaissent à la dilatation uniforme des vaisseaux veineux avec ou sans un léger degré d'hypertrophie, mais sans abolition totale des fonctions des parois vasculaires, ce qui nous explique leur guérison spontanée. Pour cause, elles reconnaissent le plus souvent un obstacle mécanique, une compression des grands vaisseaux, veine cave inférieure, veines iliaques, veines fémorales ; cet obstacle est physiologique dans les cas de grossesse, accidentel dans les cas de tumeurs du bassin, d'anévrysme de l'artère fémorale, de cancer de la cuisse, etc.

D'autres fois, la phlébectasie est symptomatique d'un état général de la constitution, par exemple, d'un état pléthorique ou de troubles dans la menstruation. C'est dans cette catégorie de varices que l'on doit placer les observations suivantes, recueillies par différents auteurs : Deux observations sont relatées par J.-C. Girod, chirurgien de l'Hôtel-Dieu de Lyon (1). Très-intéressantes à

(1) Deux observations relatives à la cure des varices, envoyées à la Société médicale de Montpellier, par Girod C. H. D. L. (Journal général de médecine, tome XIX).

divers points de vue, je ne crois pas inutile de les reproduire ici en les résumant :

Pierre Verdier, âgé de 27 ans, d'un tempérament pituitoso-sanguin, coutelier de profession, présente depuis quatre mois à la jambe un ulcère calleux accompagné de varices. Après divers traitements, Girod applique sur la jambe malade le bandage de Theden, la cicatrice est formée le vingt-troisième jour ; le malade continue à porter le bandage. Deux ou trois jours se passent sans indisposition ; bientôt il ressent dans la région hypogastrique une douleur sourde qui est plus intense le lendemain ; alors il commence à éprouver de la difficulté d'uriner et la rétention ne tarde pas d'être complète. On le sonde une première fois avec difficulté, une seconde fois on désespère de pénétrer dans la vessie, lorsque ayant un peu plus forcé les obstacles qui s'opposaient au passage de l'algalie, celle-ci entre tout à coup et donne issue à 3 ou 4 onces d'un sang noir et épais qui sort avec peine, puis les urines coulent, au grand soulagement du malade.

Girod crut reconnaître la cause de la rétention dans des varices qui, placées au col de la vessie et se propageant jusqu'au verumontanum, s'opposaient à l'issue des urines. Alors il enleva le bandage appliqué sur les jambes ; les varices reparurent noueuses et bleuâtres et les urines coulèrent bientôt avec la même facilité qu'auparavant.

Comme traitement, il provoqua des hémorrhoïdes. Pour cela il fit appliquer 3 sangsues à la marge de l'anus deux jours de suite ; il aida leur action par des bains de siége, des pilules savonneuses aloétiques et par de nouvelles sangsues appliquées de temps en temps, pour aider la fluxion sur cette partie. Dans peu de jours, il y eut un léger gonflement des vaisseaux hémorrhoïdaux ; on réappliqua le bandage de Theden ; les hémorrhoïdes devinrent douloureuses, augmentèrent beaucoup de volume et s'ouvrirent enfin spontanément, le douzième jour du traitement. Le sang coula pendant quelques jours au grand soulagement du malade, qui put vaquer à ses affaires ; la rétention d'urine ne reparut plus. Les hémorrhoïdes revinrent périodiquement et les varices guérirent.

La deuxième observation porte sur des varices situées sur un des membres supérieurs, et causées par la suppression des menstrues chez une jeune fille de 13 ans. On applique un bandage sur toute l'étendue du membre malade, mais la toux, l'oppression, les maux de tête ne tardant pas à paraître, obligent de le supprimer. Dès lors, Girod dirige ses vues du côté de l'écoulement périodique, pour chercher à le rétablir. Par différents moyens, on ramène peu à peu les menstrues ; puis on applique un bandage sur le bras siége des varices et elles guérissent très-rapidement. A ces deux observations, il faut ajouter un malade très-pléthorique qui fut atteint d'aliénation mentale quelques jours après avoir subi le traitement curatif de la phlébectasie. Ce cas est rapporté par Bérard, le suivant l'est par Chaussier : Une dame était affectée d'asthme et en même temps de varices et d'enflure aux jambes. Chaque fois qu'avec un bandage elle voulait comprimer ses membres inférieurs, elle était prise de suffocation et d'accidents graves qui ne cessaient qu'après avoir enlevé la compression.

Il existe donc toute une catégorie de varices appelées

symptomatiques, à propos desquels tout le monde est d'accord. Il ne faut pas les opérer. De plus, nous pouvons tirer de ces observations un enseignement utile : avant de tenter une opération de cure radicale, il sera bon de comprimer la jambe pendant quelques jours et de voir s'il ne survient aucun accident dans l'état général du malade. La médication curative rationnelle de ces dilatations veineuses consiste à attaquer la cause du mal; enlever la tumeur, lorsqu'on peut atteindre cette cause pathologique; attendre l'accouchement, lorsque la grossesse est la cause physiologique de l'arrêt de la circulation ; enfin traiter la constitution générale, lorsqu'elle est la source de cette plénitude des veines de la jambe. Dans tous les cas, nous l'avons dit plus haut, la guérison spontanée peut être obtenue ; il n'y a pas altération des tuniques de la veine; les vaisseaux sont uniformément dilatés, mais les fonctions de leurs parois ne sont pas abolies.

Les variqueux de cette première catégorie sont peu nombreux, ou du moins on les rencontre rarement dans les hôpitaux; il n'en est pas de même des malades de la seconde catégorie, que l'on voit dans les salles de chirurgie, traîner leurs jambes infirmes et impuissantes à supporter les fatigues d'une profession pénible.

Cette classe comprend les varices proprement dites naissant sous l'influence de causes prédisposantes, comme l'hérédité, ou occasionnelles comme des contusions, des fractures du tibia, et surtout sous l'influence des contractions musculaires trop longtemps prolongées ; les parois du vaisseau sont altérées et forment ces renflements caractéristiques semblables à des serpents enroulés ; dans la moitié des cas, des ulcères plus ou moins étendus viennent compliquer la maladie. C'est principalement pour ce genre de dilatations veineuses, qu'il faut répondre à cette demande : Les varices exigent-elles un traitement actif? Pour nous, appuyé sur le résultat de nos observations, nous répondrons catégoriquement, oui; mais à cette condition, et nous nous réservons de traiter ce point dans une autre partie de notre thèse, c'est que le procédé opératoire ne fera pas courir au malade plus de dangers que l'affection elle-même.

Mais, répliquera-t-on, à quoi sert une opération puisqu'elle n'atteindra que les varices superficielles? N'avez-vous pas prétendu, dans votre premier chapitre, que le siége réel du mal était dans les veines profondes? Nous répondons à cela : 1° qu'il n'est pas certain que le liquide injecté n'y pénètre pas; cinq de nos observations, comme nous le démontrerons plus loin, sembleraient prouver ce fait, ce sont les numéros 3, 4, 12 et surtout le numéro 13. 2° J'admets que l'opération n'atteigne que les dilatations vasculaires superficielles, et je dis que si elles sont oblitérées, le résultat est satisfaisant. En effet, rappelons-nous les symptômes des varices profondes et ceux des varices superficielles, si bien étudiés et si bien décrits par M. Verneuil. Nous verrons que si les premiers présentent quelquefois des symptômes que je qualifierai de fatigants, très-souvent aucun signe ne dévoile leur existence. La phlébectasie superficielle, au contraire, expose le malade à des inconvénients sérieux, à des accidents graves. Par conséquent, en guérissant les varices superficielles, le malade sera à l'abri des dangers qui menacent sa vie à chaque instant, et son existence ne sera plus troublée par des infirmités dégoûtantes ou douloureuses, cortége habituel de l'hypertrophie des veines sous-cutanées. Qu'importe ensuite la dilatation vasculaire profonde, pourvu qu'on empêche le mal de regagner les vaisseaux sous-cutanés ! En effet les symptômes des varices profondes, remarquons-le bien, manquent si souvent, les malades s'en plaignent si peu, qu'avant M. Verneuil ils avaient passé inaperçus à tous les chirurgiens : pesanteur dans les membres inférieurs après une marche un peu longue, douleurs gravatives et continues dans le mollet, cessant par le repos ou la position horizontale ; empâtement plus ou moins profond du tiers inférieur de la jambe, le soir, après une journée de fatigue, tels sont les trois inconvénients sans gravité, et auxquels on peut remédier, des varices musculaires. Les démangeaisons, les taches brunes, comme pigmentaires, la sécrétion sudorifique considérablement augmentée, sont trois faits que l'on peut négliger au point de vue qui nous occupe.

Il n'en est pas de même des varices superficielles ; leurs conséquences sont beaucoup plus sérieuses, et ce n'est pas une simple opération de complaisance que les malades viennent demander aux chirurgiens. En effet, ces dilatations veineuses peuvent être accompagnées d'hémorrhagies, de phlébite, d'érysipèle, d'ulcères, de maladies de la peau, etc., tous accidents assez graves pour réclamer la cure radicale des varices. Disons quelques mots sur chacun d'eux :

Hémorrhagies. — La veine variqueuse peut se rompre dans un point où la peau qui la recouvre a subi un amincissement considérable. Dans ces cas, quand bien même la plaie cutanée est à peine visible, le sang s'écoule tantôt par un jet violent, tantôt en bouillonnant, mais en grande quantité. Cet accident est d'autant plus grave que le malade peut ne pas s'en apercevoir : il n'en est averti que par la sensation de liquide chaud le long de la jambe. Il faut donc y remédier aussitôt par l'application du doigt sur l'ouverture de la petite plaie et par la compression ; plus tard par une opération de cure radicale. Faute de ce traitement, plusieurs fois les hémorrhagies ont pu amener la mort : ainsi deux cas de ce genre sont cités, l'un par Amussat, l'autre par Muret, dans la séance du 12 juillet 1827 de l'Académie royale de médecine (1). Une observation est fournie par le Dr Rey : le malade présentait un ulcère variqueux au centre duquel s'était ouverte une des veines superficielles fournies par la saphène ; la mort eut lieu en dix minutes (2). Le Dr Forestier parle, dans le même volume des *Archives*, d'une femme enceinte de sept mois, chez laquelle la quantité de sang perdue par une varice fut énorme ; cette malade fut plongée pendant quinze jours dans un état de faiblesse extrême ; il n'est pas douteux qu'elle n'eût succombé si les secours eussent été différés de quelques instants. L'hémorrhagie causa la mort de deux malades, dont parle Lombard (3), d'un troisième cité par Debout (4). J.-L. Petit parle d'un accident semblable (5). Enfin, outre Copernic, tous les auteurs citent trois cas observés par Reiss, Lacroix, Lebrun, sans indiquer la source d'où leurs observations sont tirées.

(1) Archives générales de médecine, 1827, tome XIV de la 1re série, page 608.
(2) Archives générales de médecine, 1829, tome XXI de la 1re série, page 595.
(3) Clinique des plaies récentes; Strasbourg, an VIII.
(4) Bulletin de thérapeutique, tome XLV, page 208.
(5) Mercure de France, novembre 1743.

Sans aucun doute la mort par rupture de varices est arrivée plus fréquemment que la rareté des cas observés pourrait le faire croire; mais cet accident survient subitement; les malades ne sont pas transportés dans un hôpital, et le médecin appelé pour constater le décès ne relate pas d'ordinaire l'observation.

Il ne faut pourtant pas s'exagérer la gravité de ces ruptures; le fait est fréquent, mais le plus souvent le malade s'en aperçoit et peut arrêter le flot de sang qui s'échappe du vaisseau. Parmi 60 malades que nous avons observés, quatre sont venus demander une opération pour être délivrés des craintes que leur causait cet accident. L'opéré qui fait le sujet de l'observation 10, atteint du côté gauche de varices accompagnées d'un ulcère, accusait deux hémorrhagies, peu graves, il est vrai, puisque le lendemain, il pouvait retourner à son travail. Le numéro 18 présentait une très-petite plaie de la malléole externe, par laquelle le sang s'écoulait après une fatigue quelconque. Le numéro 31 offrait des varices énormes de la saphène; un ulcère situé au-dessus de la malléole interne, donnait lieu à des pertes de sang peu abondantes, mais souvent renouvelées. Enfin, chez le uuméro 32, le choc d'une pièce de bois, atteignant sa jambe variqueuse, amena une hémorrhagie assez considérable. On comprend que cet accident, souvent renouvelé, peut compromettre l'existence du malade en altérant profondément sa constitution.

Bien que nous nous occupions spécialement de la phlébectasie des membres inférieurs, nous citerons pour mémoire, les hémorrhagies d'une si haute gravité, qui surviennent à la suite de rupture des tumeurs variqueuses du vagin, au moment de l'accouchement.

Le Dr Steudel cite un cas de ce genre, suivi de mort; le Dr Essasier, trois cas qui eurent le même résultat malheureux. Enfin, le professeur Riecke a recueilli trois observations qui se rapportent au même fait : dans la première, au moment de la sortie de la tête, hémorrhagie très-grave qu'on peut arrêter; dans la deuxième, mort; dans la troisième, le médecin a reconnu la nature de la maladie, et a pris des précautions pour empêcher la rupture (1).

Phlébite. — La phlébite est une combinaison fréquente des varices; elle est produite par une marche forcée, par des contusions, par l'impression du froid sur la jambe, par le défaut de propreté et l'application d'un corps irritant.

Cet accident peut présenter deux degrés. Dans le premier, nous avons la phlébite simple, peu étendue, à l'abri du contact de l'air; si le malade cesse de marcher, s'il garde une position horizontale, l'inflammation présente une marche naturelle et se termine, après un temps qui varie de six à neuf jours, par l'induration des paquets variqueux sur lesquels a porté la phlébite; c'est donc une terminaison favorable, celle que l'on cherche à obtenir dans toutes les méthodes de cure radicale. Si, au contraire, le malade continue de fatiguer, ou bien s'il reprend ses travaux, après un jour ou deux seulement de repos, l'induration n'étant pas obtenue, alors on voit survenir la phlébite du deuxième degré; dans ce cas, les symptômes inflammatoires augmentent d'intensité, s'étendent au tissu cellulaire circonvoisin,

(1) Archives générales de médecine, 1834, tome V de la 2e série.

forment un phlegmon circonscrit qui s'ouvre au dehors et se termine par un ulcère ordinairement.

Au milieu d'une épidémie de fièvre puerpérale, à la Maternité de Paris, M. Nivert (1) recueillit 7 observations de phlébite suppurative, survenant chez des femmes atteintes de varices : 6 fois la suppuration à l'air libre fut suivie d'infection purulente et de mort; une fois seulement la malade fut guérie; le pus, au lieu de se faire jour à l'extérieur, s'était enkysté.

Pour obvier à des conséquences si malheureuses, faut-il conclure à l'opération des varices chez les femmes enceintes ou récemment accouchées? Non, le seul traitement rationnel consiste à écarter du foyer épidémique, les malades atteintes de dilatations vasculaires.

Ulcères. — Cette complication est fréquente, surtout chez les hommes astreints à de rudes travaux; aussi peut-on prétendre que les ouvriers atteints de varices ont eu, ont, ou auront des ulcères. Parmi les 60 observations que nous avons recueillies, 30 fois les malades entraient à l'hôpital, non pas pour obtenir la guérison de leurs varices, mais celle des plaies dont leurs jambes étaient couvertes. On sait combien ils sont tourmentés par ces ulcérations enfoncées, inégales, atoniques ou d'une rougeur vineuse, calleuses ou non, qui peuvent s'étendre et envelopper la moitié inférieure de la jambe, offrent un pus sanieux abondant, d'une odeur désagréable, s'enflamment facilement, et exhalent alors une suppuration d'un aspect pultacé et d'une odeur fétide.

(1) De l'inflammation spontanée des veines variqueuses des membres inférieurs chez les femmes nouvellement accouchées (Arch. de médecine, 1862 ; tome XX, 5e série).

Un caractère de ces plaies, est de se cicatriser avec difficulté, de s'ulcérer, au contraire, avec facilité; sous l'influence, en effet, de l'arrêt du sang, la peau offre une nutrition vicieuse; son tissu se forme dans une atmosphère de sang noir peu oxygéné; or, dans des conditions si peu normales, les éléments constituants du derme et de l'épiderme ne présentent pas leur vitalité ordinaire; de plus, une plus grande quantité de tissu vasculaire infiltre de sang ce tissu de nouvelle formation et en diminue la consistance. Aussi voyons-nous chez les porteurs de varices un peu volumineuses, la moindre plaie devenir le point de départ d'un ulcère; si le malade se condamne au repos pendant plusieurs jours ou plusieurs mois, cette ulcération peut se recouvrir d'une cicatrice lisse, rouge, peu forte; mais si le malade reprend ses travaux, au bout de quelques jours ou de quelques mois, la même maladie se reproduit.

D'après nos observations, nous voyons les faits se passer toujours de cette manière :

Le n° 10 présente des varices profondes depuis vingt ans; depuis quatre ans, apparition de varices superficielles; à la même époque, une simple contusion dégénère en ulcère, qui, guéri plusieurs fois, récidive bientôt après. Les varices, chez le n° 4, se développent peu à peu depuis quatorze ans; au bout de ce temps, une contusion reçue à la partie externe de la jambe, devient le siége d'un vaste ulcère étendu dans tout le tiers inférieur de la jambe gauche. Le n° 49 s'aperçoit de ses varices depuis dix-huit mois; quelque temps après il se heurte la jambe contre une porte, de là, une petite plaie contuse qui augmente et prend les dimensions d'une pièce de cinq francs. L'ouvrier maçon, de l'observation

19, présente depuis trente-cinq ans des plaies ulcérées et cicatrisées à différentes reprises. Le n° 28 est un exemple du résultat des plaies sur des jambes variqueuses et sur celles qui ne le sont pas ; à l'âge de 12 ans il reçoit un coup de pied de cheval sur sa jambe non malade, en avant du tibia : nécrose consécutive, ablation du séquestre, cicatrisation rapide de la plaie. Quelques années plus tard des varices se sont formées ; il y a deux mois, nouveau coup de pied de cheval, nouvelle nécrose, issue spontanée d'un fragment d'os, mais la plaie, au lieu de se cicatriser rapidement, comme la première fois, dégénère et forme une ulcération très-étendue. L'ulcère considérable du n° 53 date de quinze ans, il est consécutif à un anthrax; depuis cette époque, alternatives de cicatrisation et d'ulcération. Ainsi des autres malades observés.

Ces plaies, sans cesse renaissantes, rendent la vie insupportable à ceux qui les portent ; pour les ouvriers, cette affection entraîne la misère avec elle.

En effet, toute fatigue aggravant les symptômes, le malade est forcé de travailler moins longtemps, de se reposer plus souvent; son gain est moindre, par conséquent ; plus tard, si la suppuration est abondante, si la plaie s'enflamme, si des hémorrhagies surviennent, un arrêt complet du travail est nécessaire. Aussi ces malheureux, impuissants à gagner leur vie, viennent autant demander aux hôpitaux leur pain de chaque jour que la guérison de leurs maux. — « Enfin, dit M. Velpeau, ces ulcères si difficiles à guérir, qui reviennent à peu près constamment, dès que les malades se livrent à quelque exercice, qui font le désespoir de la chirurgie et des malheureux qui les portent, prétendra-t-on qu'ils n'ont jamais fait mourir personne, qu'ils ne sont la cause d'aucune maladie grave, et qu'ils n'ont jamais nécessité l'ablation du membre? »

Disons donc, en terminant ce paragraphe, que les malades devront regarder comme un véritable bienfait, l'opération qui les délivrera de leurs varices et des plaies qui en sont la conséquence.

Eczéma. — A côté des ulcères, et pouvant aussi reconnaître les varices pour cause, se place l'eczéma des jambes. Nous nous sommes peu occupé de cette maladie, comme complication de la phlébectasie, il serait donc téméraire de notre part, d'avancer des théories que nos observations ne viendraient pas confirmer; pourtant, disons-le, le rôle que jouent les varices dans les affections cutanées est important; souvent, nous semble-t-il, on a mis sur le compte d'un vice constitutionnel, herpétisme ou dartre, une affection dont la cause locale, cachée sous la peau malade même, aurait pu se découvrir dans les dilatations vasculaires.

Le malade qui fait le sujet de l'observation 24, est un exemple d'eczéma variqueux : sur une jambe envahie par la phlébectasie, et sur la cicatrice d'un ancien ulcère, une éruption vésiculeuse couvre la peau d'un rouge intense; prurit très-vif, écoulement séreux abondant, croûtes se formant par dessiccation, tels sont les symptômes principaux. On cautérise les varices et la maladie de la peau est guérie en quelques jours.

A la Pitié, dans le service de M. Béhier, est couché au n° 54 de la salle Saint-Paul, un homme porteur de varices; un eczéma développé sur un ancien ulcère, envahit de là toute la jambe recouverte de lamelles furfuracées reposant sur une surface piquetée de rouge;

dans certains points, vésicules pleines de sérosité qui se dessèchent et forment des petites croûtes; si le malade se gratte, nouvelles poussées éruptives et suintement d'un liquide imprégnant comme du sirop les linges de pansement; examiné au microscope, ce liquide renferme de l'épithélium de la peau; les plaques sont également une réunion d'épithéliums desséchés. Dans ce cas, M. Béhier emploie le seul traitement rationnel; ne s'occupant que des varices, il veut guérir la maladie, par la position élevée et par un bandage roulé.

Enfin M. Verneuil, dans son mémoire sur les varices profondes de la jambe, envisagées au point de vue clinique (1), cite un cas d'eczéma aigu, causé par des varices et guéri par la position élevée, les compresses froides, puis par un bandage roulé, avec usage ultérieur d'un bas élastique. La malade ne présentait aucune cicatrice d'anciens ulcères.

Ces trois faits prouvent le lien étroit qui rattache aux varices la maladie de la peau dont nous parlons. Donc, dans les cas d'eczéma variqueux, on essayera un traitement palliatif, tel que la position, les bandages, etc.; si ces moyens ne réussissent pas, si les varices sont superficielles et non pas seulement profondes, comme dans l'observation de M. Verneuil, alors il n'est pas nécessaire de prouver l'utilité d'une opération qui débarrassera le malade des ennuis prolongés de l'éruption vésiculeuse.

L'érysipèle. — Il suffit de nommer cette maladie pour que chacun se rappelle sa gravité; il complique fréquemment soit les varices, soit surtout les ulcères variqueux.

(1) Gazette hebdomadaire, 1861.

Ils comprendront cet accident, ceux qui prétendent que l'érysipèle étant contagieux, agit comme un champignon dont les spores sont suspendus dans l'air et doivent, pour se développer dans l'économie, trouver une porte ouverte, c'est-à-dire une plaie ou même une simple écorchure de la peau. Or, l'ulcère n'est-il pas une vaste ouverture, qui peut devenir par toute sa surface, un réceptacle des semences érysipélateuses ? Mais contagieuse ou non, dans les salles d'hôpital où elle règne d'une façon épidémique, la maladie envahit souvent les jambes ulcérées ; c'est ce qui eut lieu dans l'observation suivante recueillie à l'Hôtel-Dieu, au milieu de l'épidémie qui y règne depuis un mois.

OBSERVATION.

Jean Coifard, âgé de 56 ans, ouvrier forgeron. Dans les deux jambes, mais surtout à la gauche, varices des ramifications de la saphène interne ; ulcère situé à la partie inférieure et interne de la jambe gauche, et grand comme une pièce de cinq francs. A droite, varices depuis très-longtemps ; il n'avait jamais eu d'ulcération sur cette jambe, quand, il y a deux mois, il se frappe de son marteau la partie interne de la cuisse ; de là plaie contuse, puis ulcère qui depuis trois semaines est le point de départ d'un érysipèle intéressant toute l'épaisseur de la peau, et s'étendant sur toute la cuisse droite. En ce moment, le malade est dans un état général très-grave.

Dans l'observation qui suit, recueillie dans les mêmes conditions que la première, on voit un exemple de métastase de l'érysipèle sur une jambe variqueuse, mais non ulcérée.

OBSERVATION.

Mevrel (Charles), âgé de 56 ans, charretier, rue de Châtillon, n° 11, né à Saint-Germain de la Coudre (Sarthe) :

Varices depuis l'âge de 20 ans. En ce moment la phlébectasie couvre de ses renflements les deux membres inférieurs ; la jambe gauche surtout est variqueuse, toute sa moitié inférieure est d'un rouge vineux et offre des cicatrices d'ulcères. En ce moment, il n'existe qu'une petite plaie grande comme cinquante centimes au niveau de la malléole interne. Il y a quinze jours, érysipèle de la face et du cuir chevelu ; délire pendant six jours ; puis l'inflammation abandonnant tout à coup la tête, se porte sur la jambe droite, l'enveloppe tout entière avec tous les symptômes de l'érysipèle phlegmoneux et se termine enfin, en laissant après elle trois petits abcès que l'on ouvre avec le bistouri. Ces abcès paraissent survenus au niveau des paquets variqueux. Aujourd'hui 12 juin, quatre jours après l'ouverture, la suppuration s'est tarie ; la fièvre a cessé, et les renflements veineux présentent une induration assez considérable que l'on peut regarder comme la guérison des varices de la jambe droite.

Outre les accidents graves qui peuvent compliquer la phlébectasie, souvent des malades, n'offrant aucun des symptômes que nous venons d'énumérer, viennent demander à la chirurgie la guérison de leurs varices : ils se plaignent de fatigue survenant très-vite, de gêne pendant le travail, de douleur si la marche, la station debout, les efforts musculaires sont trop prolongés. Telles furent les causes de l'opération chez les n°s 3, 6, 9, 12, 13, 21, 29, 30 et de 37 à 43. Le n° 2 se plaignait de crampes très-douloureuses; les n°s 33 et 34 présentaient chaque soir de l'œdème des jambes.

Cet œdème causé par la station debout prolongée, ordinairement disparaît après quelques heures de position horizontale; mais lorsque la maladie date de longtemps, lorsque par des moyens divers, on n'a pas obvié à cet inconvénient, peu à peu la position horizontale même prolongée ne le fait pas disparaître; le mal augmente : la peau présente de l'induration et de l'épaississement qui peuvent s'étendre au tissu cellulaire sous-cutané, cet état peut devenir tel, qu'il semble que les membres inférieurs soient atteints d'éléphantiasis.

Enfin, nous avons vu opérer 7 malades qui étaient venus demander la guérison de leur maladie pour un motif que nous n'avons vu indiquer nulle part. Ils font le sujet des observations 1, 7, 8, 16, 45 et 46; c'étaient des jeunes gens dont les dilatations veineuses, peu développées du reste, et accompagnées d'aucun symptôme dangereux, ni même gênant, les empêchaient pourtant d'entrer dans le service militaire; ils voulaient s'engager, et on refusait de les recevoir à cause de leurs varices. Tous furent traités par l'injection de la liqueur iodo-tannique; l'opération laissa si peu de traces que le conseil de révision ne s'aperçut de rien, et les admit dans les rangs de l'armée, sans se douter que deux ou trois mois auparavant, il avait refusé d'en faire des soldats.

Les hémorrhagies, les phlébites, les ulcères, les érysipèles, les phlegmons, les maladies de la peau, la gêne et la douleur dans le travail, l'œdème, les crampes, quelquefois la profession rendue impossible, telles sont le causes servant d'indications à la cure radicale des varices, l'innocuité complète de l'opération étant admise. (Nous verrons que l'injection de liqueur iodo-tannique dans les veines présente cette garantie.)

L'opération ne présente qu'une seule contre-indication, l'âge avancé des malades ; en effet, chez les vieillards, tous les tissus de l'économie se rident, se resserent, se condensent plus ou moins ; les parois des veines sont soumises à la même loi ; elles s'affaissent, se rétractent ; les vaisseaux, autrefois dilatés, ne forment maintenant qu'un cordon dur sous la peau ; les varices sont guéries, et une opération n'aurait aucune raison d'être.

Nous avons répondu dans ce long chapitre, à la question que nous nous sommes posée dès le début : Les varices exigent-elles un traitement actif? Divisant les dilatations veineuses en symptomatiques et en essentielles, nous avons vu que pour les premières une opération, loin d'être utile, est nuisible ; pour les secondes, il faut distinguer celles qui sont profondes, qu'une opération ne peut généralement pas atteindre, de celles qui sont superficielles ; ces dernières sont de beaucoup les plus fréquentes ; ce sont en outre les seules qui présentent des dangers sérieux et des inconvénients réels. C'est pour cette classe de varices, qu'un traitement est nécessaire.

CHAPITRE III.

DES MÉTHODES EMPLOYÉES POUR LA GUÉRISON DES VARICES.

Il a été appliqué au traitement des varices un si grand nombre de procédés, que pour les juger avec fruit et simplifier leur étude, une classification est nécessaire. MM. Velpeau, Malgaigne, Huguier, les auteurs du *Compendium*, Vidal, Verneuil, ont donné chacun une division des opérations employées contre la phlébectasie.

Les voici :

MM.

Velpeau : 1° Méthodes anciennes; 2° méthodes nouvelles.

Malgaigne : 1° Méthodes favorisant le cours du sang dans les veines; 2° méthodes tendant à oblitérer les vaisseaux.

Huguier : 1° Moyens pharmaceutiques, internes ou externes; 2° compression et position; 3° opérations chirurgicales proprement dites : *a*. directes; *b*. indirectes.

Auteurs du *Compendium* et Vidal : 1° Méthodes palliatives; 2° méthodes curatives.

Verneuil : 1° Médication générale; 2° médication locale; 3° moyens chirurgicaux ayant pour but :

a. De favoriser le cours du sang dans les veines.

b. D'évacuer le sang contenu dans les varices.

c. D'amener l'oblitération, par l'adhésion primitive de la paroi interne des veines.

d. D'oblitérer les veines en coagulant le sang.

e. De les oblitérer en interrompant leur continuité.

La classification que nous créons diffère des précédentes par le principe sur lequel elle repose.

Nous divisons les modes de traitement en deux grandes catégories : méthode préventive, méthode curative; la première a pour but d'empêcher le mal d'augmenter, mais non de le guérir ; la seconde a la prétention d'obtenir la cure radicale des varices; elle se compose d'un grand nombre de procédés qui agissent tous de la même manière : ils produisent une phlébite; c'est leur seule manière d'agir, et ce n'est qu'ainsi que l'oblitération de la veine peut être obtenue. Ce fait très-important n'est connu que depuis quelques années.

Puis nous divisons la méthode curative en trois classes, en nous appuyant sur les indications de Bonnet; en effet, les procédés opératoires pour la cure des varices ne sont bons, d'après ce grand chirurgien, qu'autant qu'ils n'entraînent pas la suppuration de la veine, à l'air libre. En divisant donc les différentes méthodes curatives, suivant qu'elles mettent plus ou moins la plaie veineuse à l'abri du contact de l'air, nous avons une classification pratique, et de plus un critérium pour juger tous les procédés de traitement anciens ou nouveaux. Voici cette classification :

CLASSIFICATION.

1° Méthode préventive.

1° *Compression.*
- Bandage roulé.
- Bandelettes de diachylon.
- Bas lacé en toile ou en peau de chien.
- Bas Leperdriel ou élastique.

2° *Position.*

2° Méthode curative

PRODUISANT :

1° *Phlébite suppurative à l'air libre.*

1° Petites incisions évacuatrices.
2° Grandes incisions de Richerand.
3° Procédé de Delpech.
4° Ligature temporaire.
5° Procédé de Freer de Birmingham.
6° Procédé de M. Wise.
7° Procédé de Graeffe.
8° Séton.
9° Séton métallique de Lallemand.
10° Galvanopuncture.
11° Ligature médiate.
12° Ligature simple à ciel ouvert.
13° Ligature simple ou double avec section, incision, etc.
14° Ligature par le procédé de Dupuytren.
15° Section simple à ciel ouvert.
16° Résection ou extirpation.

MÉTHODE CURATIVE (suite) :

2° *Phlébite en contact avec l'air par une étroite ouverture.*	1° Serres-fines; procédé de Vidal. 2° Suture enchevillée; procédé de M. Verneuil. 3° Procédé de M. Velpeau. 4° Suture temporaire de Davat. 5° Section sous-cutanée. 6° Ligature sous-cutanée (Gagnebée et Ricord).

3° *Phlébite à l'abri du contact de l'air.*	1° Cautérisation par	Fer rouge. Potasse caustique. Pâte de Vienne. Chlorure de zinc.
	2° Injection par	Perchlorure de fer. Liqueur iodo-tannique.

LA MÉTHODE PRÉVENTIVE comprend la position et la compression :

1° La *position horizontale* ou élevée du membre inférieur sera utile chaque fois qu'un accident grave viendra menacer le malade d'une complication; elle sera nécessaire dans le traitement des ulcères variqueux.

2° La *compression*, employée dès la plus haute antiquité pour servir de tunique de renforcement à la veine dilatée, peut être exécutée au moyen de différents bandages :

A. Le *bandage roulé* se détend rapidement et produit une compression inégale ; — B. les *bandelettes de diachylon* imbriquées gênent les mouvements et irritent la peau ; — C. le *bas lacé*, soit en toile, soit en peau de chien ; — et D. le *bas Leperdriel* ou bas élastique, tissé moitié en fil de chanvre, moitié en fil de caoutchouc, sont les deux moyens commodes et utiles dans le traitement des varices. Le bas lacé en peau de chien surtout, rend de grands services à la classe ouvrière, à cause de sa solidité et du long usage qu'il peut faire, bien que les malades le tiennent dans des conditions de propreté peu favorables à sa conservation. Comment agit la compression? Répondre à cette question, c'est expliquer pourquoi nous avons appelé cette methode préventive, et non palliative, avec le plus grand nombre des auteurs. Si, en effet, chez un malade ayant des prédispositions à la phlébectasie, soit à cause de l'hérédité (dans notre observation 58, on voit une famille dont le père et six enfants sur neuf étaient variqueux), soit à cause d'une profession pénible exercée debout depuis longtemps; si, disons-nous, chez ce malade, la compression est exercée au moyen d'un bas lacé, par exemple, on pourra espérer que des varices ne surviendront pas; dans ce cas la méthode est réellement préventive. Si maintenant on applique un bas lacé ou élastique chez un malade présentant tous les symptômes des varices profondes, qu'arrivera-t-il? Le mal s'arrêtera et ne gagnera pas les voies superficielles. Tel est le but principal que l'on doit chercher; c'est-à-dire que là encore la compression sera préventive; l'action palliative ne sera que secondaire; quelquefois même cette action sera nulle : en effet, sur trois malades cités par M. Verneuil (1), deux d'entre eux furent délivrés, par la compression, du sentiment de pesanteur et de douleur contuse qu'ils ressentaient dans le mollet; le troisième, au contraire, sous l'influence du même moyen, vit s'exaspérer les symptômes de son mal.

En troisième lieu, si la compression est exercée sur

(1) Gazette hebdomadaire, 1861.

une jambe couverte de quelques varices, elle agira surtout comme moyen préventif, en empêchant ce degré extrême de dilatations veineuses qui produit les accidents sérieux et les inconvénients graves. Sera-t-elle palliative alors? Quelquefois, mais non toujours; elle peut amene une gêne, une fatigue extrême dans la marche et pendant la travail. Le plus souvent les malades ne s'en trouvent ni mieux ni plus mal.

Dans tous les cas précédents, la compression, par son action incessante, s'opposait à la cause incessante de la dilatation vasculaire, arrêtait la maladie dans sa marche, des veines profondes aux veines superficielles et agissait d'autant plus efficacement que les lésions anatomiques étaient moins avancées; elle doit être rejetée comme moyen préventif maintenant que le mal est à son dernier degré. Faut-il l'employer comme moyen palliatif des accidents sérieux : hémorrhagies, phlébites, ulcères, induration et épaississement de la peau, qui accompagnent à cette période ultime les dilatations veineuses? Dans ces cas, non-seulement cette méthode est inutile, elle est nuisible; elle augmente le mal au lieu de le guérir temporairement.

« Le membre emprisonné, dit M. Verneuil, peut, par suite de fatigues, se tuméfier et se gonfler sous l'appareil; la sueur, la production exagérée d'épiderme, les démangeaisons, peuvent résulter de l'emploi le plus rationnel du bandage. » — « Les bandages ou guêtres, dit M. Velpeau, font souvent naître des excoriations, des suintements sur différents points du membre, et ne sont par conséquent pas si complétement dépourvus d'inconvénients. » — « Pour les gens, disent M. Briquet et les auteurs du *Compendium*, qui sont obligés à des exercices fatigants, la compression amène des douleurs et un malaise continuel; leurs jambes se gonflent, s'infiltrent à la partie inférieure et *deviennent dures comme du bois.* Elles sont le siége d'une inflammation chronique habituelle, puis d'érysipèles, de phlébites répétées et d'ulcères rapidement envahissants.»

Nous avions donc raison de regarder la compression comme un moyen préventif et non palliatif. Ainsi rien n'est moins rationnel que d'ordonner un bandage à tous les porteurs de varices. Voici, d'après nous, quelles sont les indications de cette méthode : 1° dans les cas de dilatations profondes, pour empêcher le mal de gagner les vaisseaux superficiels ; 2° quand les varices sous-cutanées sont récentes et peu volumineuses pour mettre obstacle à leur développement ultérieur; 3° quand, développées ou non, elles se rencontrent chez des gens riches non astreints à des travaux fatigants; 4° enfin, surtout à la suite des opérations de cure radicale, pour empêcher le mal de regagner les veines superficielles.

La METHODE CURATIVE comprend un grand nombre de procédés produisant tous, mais dans des conditions différentes, une inflammation de la veine variqueuse et, comme conséquence, une oblitération de ce vaisseau. Nous les avons divisés en trois classes : dans la première sont placées les opérations amenant une phlébite suppurative à l'air libre; dans la seconde, phlébite en contact avec l'air, mais par une étroite ouverture; enfin, la troisième comprend les méthodes opératoires qui mettent la veine enflammée à l'abri du contact de l'air.

Première classe. — Énumérons ces procédés souvent barbares, toujours dangereux, qui doivent être bannis de la chirurgie :

1° *Les petites incisions évacuatrices*, de J.-L. Petit (1); indiquées par Hippocrate, Avicenne, A. Paré, Guillemeau, Thévenin, Scultet, etc., lorsque les varices sont enflammées, tendues, douloureuses.

2° *Les grandes incisions de Richerand* (2). Ces deux opérations avaient pour but d'évacuer le sang contenu dans les varices.

Celles qui suivent avaient la prétention d'oblitérer la veine en enflammant sa paroi de dehors en dedans;

Elles ont toutes un inconvénient grave, celui d'intéresser le tégument, une incision préalable étant nécessaire pour mettre le vaisseau à découvert;

3° *Procédé de Delpech* (3). Incision de la peau et compression de la veine par une lanière d'amadou passée entre le vaisseau et les tissus sous-jacents;

4° *Ligature temporaire;*

5° *Procédé de Freer de Birmingham* (4), consistant à étreindre fortement la veine avec un fil qu'on enlève presque immédiatement;

6° *Procédé de M. Wise.* Ligature temporaire au moyen d'un nœud coulant qu'on retire après 24 heures.

Viennent ensuite des opérations ayant pour effet d'amener la phlébite par l'introduction, dans la veine, d'un corps étranger.

7° *Procédé de Græffe* (5). Incision de la peau et de la veine; introduction dans celle-ci d'un morceau d'éponge préparé ou d'un tampon de charpie;

(1) Traité des maladies chirurgicales, tome II.

(1) Archives de médecine, tome II de la 1re série.

(3) Gaspard, Thèses de Montpellier, 1832.

(4) Hogdson ; traduct. Breschet, tome II.

(5) Chélius. Traité de chirurgie, trad. de Pigué, tome I, parag. 1377, page 536 ; et Gonzian (Thèses de Montpellier, 1850).

8° *Séton*. On embrasse le vaisseau dans un repli du tégument; puis avec une aiguille armée d'un fil, on le traverse de part en part;

9° *Séton métallique de Lallemand*. Des aiguilles à acupuncture qu'on laisse à demeure, traversent les tumeurs variqueuses;

10° *Galvano-puncture* (1). Méthode peu expérimentée et complétement abandonnée.

Nous avons placé dans la première classe les trois opérations précédentes, bien qu'elles ne produisent à la peau qu'une étroite ouverture; mais dans ces cas, les instruments, fil ou aiguille, pénétrant dans le calibre même du vaisseau, le sang et la membrane interne sont en contact immédiat avec l'air extérieur; de là des phlébites suppuratives aussi redoutables que si la veine était largement ouverte. Sur 12 malades que M. Velpeau a opérés par le séton, 8 ne présentèrent pas d'accident; 3 furent atteints d'érysipèle phlegmoneux, terminé par la formation de larges foyers purulents. Le douzième mourut de phlébite interne.

Dans cette classe doivent être encore placés divers procédés de ligature; assez simples d'exécution, ils présentent des accidents ou des revers trop communs encore pour ne pas les proscrire (2);

11° *Ligature médiate* avec section de la peau; on étreint

(1) Pétrequin. Mélanges de chirurgie, 1845 et Gazette médicale de Paris, 1846. — Clavel. Thèse inaugurale 1837, n° 183. — Milani. Gazette médicale de Paris, 1846. Extrait de la Gazette médicale de Milan, 25 juillet 1846. — Rossé de Saint-Pétersbourg. Gaz. méd. de Paris, 1850, psges 611 et 612. — Constant Roux. Thèses de Paris, 1848, n° 168. — Gérard. Thèses de Paris, 1838, n° 306.

(2) Bulletin de thérapeutique, 1833. — Gazette des hôpitaux, 1839. pages 184, 191, 247, 267, 499, 515. — Verneuil. Loc. cit. Archives générales de médecine, 1839, tome V.

la veine en même temps que les téguments qui la recouvrent, C'est, en somme, une division lente à ciel ouvert;

12° *Ligature simple à ciel ouvert* (1).

13° *Ligature simple ou double avec section, incision ou excision du vaisseau* (2);

14° *Ligature double au dessus et au dessous du paquet variqueux*, par le procédé de Dupuytren (3).

Enfin, terminons cette première catégorie par les deux modes opératoires les plus dangereux :

5° *Section simple des veines à ciel ouvert avec l'instrument tranchant* (4) ;

6° *Résectton ou extirpation* (5).

Jobert a employé la section, mais avec des résultats si malheureux qu'il a dû y renoncer : sur 9 opérés il eut 8 cas de mort. Lisfranc regrette aussi les revers qu'il a essuyés par ce procédé. M. Ricord, sur 13 malades, eut un cas de mort; 2 malades sur 33 succom-

(1) Everard Home. Pract. obs. ou Treat. of ulcers ou the legs. London, 1797, page 170 et suivantes. — Surgical essays by Ast. Cooper and Benj. Travers. Trad. franç. de Bertrand, 1822, tome II, page 594. — Louis Valentin, Voyage en Italie en 1820; 2e édit., page 184.

(2) Chirurgie de Paul d'Egine; traduct. franç. de René Briau, 1855. — Briquet, Phlébectasie ; thèse inaugurale, 1824.

(3) Dupuytren. Clinique chirurgicale, tome III, 1839, p. 249.

(4) Brodie. Med. chirurg. Transac. of London, tome VII, 1816. — Velpeau, Bulletin de thérapeutique, 1833, tome II, page 112 et Nouveaux éléments de médecine opératoire, tome II, 1839.

(5) Lisfranc. Méd. opératoire, tome III, page 167. — Huguier. Thèse de concours d'agrégation en chirurgie, 1835, page 54. — Plutarque. Hommes illustres, tome IV, page 380 ; trad. Dacier.— Celse. De re med., lib. VII, caput 31.— Vid. Vidius. Commentaires sur Galien.— J. L. Petit. Œuvres chirurgicales. — Rima. Giornale per servire ai progressi... etc., analysé dans la Gazette médicale de Paris, 1837, page 427. — Ricord. Précis de médecine opératoire, tome III, 1847, page 171. — Ricard de Molène. Thèse inaugurale de Paris, tome II, 1836.

bent de même, à la suite de l'excision des veines variqueuses par M. Rima; Hogdson cite deux cas de mort; un fait semblable est relaté dans la clinique des hôpitaux. Enfin, sur 52 malades, M. Velpeau eut deux cas de mort et trois cas de phlébite très-grave. En faisant le total des opérés de MM. Jobert, Ricord, Rima et Velpeau, nous trouvons un total de 107 malades parmi lesquels 13 moururent d'infection; ce qui fait un rapport de plus d'un treizième, proportion effrayante qui a fait rejeter ces procédés, très-douloureux du reste, et de plus très-dangereux, à cause des abondantes hémorrhagies qui en étaient une complication.

Tels sont les procédés de traitement auxquels les accidents graves n'ont pas manqué, comme nous l'avons vu, qui laissent la plaie veineuse suppurer à l'air libre. L'infection purulente étant la conséquence nécessaire, dans bien des cas, de cette inflammation du vaisseau, tous ces moyens de traitement, sans aucune exception, doivent être rayés du cadre des opérations usuelles.

Je les croyais abandonnés complétement; quelle ne fut pas ma surprise de trouver, dans les *Archives médicales* de 1866, un article sur la cure chirurgicale des varices, dans lequel M. Faure revient à cette méthode si dangereuse. Voici son procédé : la veine dilatée et les tissus tégumentaires sont coupés transversalement; entre les bords disséqués de cette section, on place des bandelettes d'agaric, pour empêcher tout rapprochement entre les orifices béants des veines. M. Faure cite trois cas de guérison à l'appui de sa méthode, dans lesquels l'opération avait toujours eu lieu en dehors des hôpitaux. — Ces trois observations ne nous démontrent pas d'une manière suffisante l'innocuité de cette suppuration de la veine à l'air libre; de plus, nous croyons que si M. Faure persiste à traiter les varices par la section, tôt ou tard des accidents sérieux viendront lui prouver la gravité de son procédé, même en dehors des épidémies d'infection purulente, même en dehors des hôpitaux.

Notre seconde classe comprend les opérations qui produisent une phlébite du vaisseau dilaté; mais cette inflammation, au lieu de se développer largement au contact de l'air, ne se trouve en rapport avec lui, que par une étroite ouverture; les téguments à peine intéressés, sont perforés pour laisser passer un fil ou une épingle. Nous ne discuterons ces procédés qu'au point de vue de leur innocuité plus ou moins grande, sans parler des autres inconvénients: douleur causée par une opération qui dure deux ou trois jours, difficulté du manuel opératoire dans quelques cas, enfin récidive très-rapide et qui ne manque jamais.

1° *Serres fines de Vidal de Cassis* saisissant les veines variqueuses et pouvant amener la phlébite; ce procédé, peu expérimenté, semble être un de ceux de la seconde classe qui présentent le plus d'innocuité.

2° *La suture enchevillée,* procédé de M. Verneuil; des fils passent au-dessous de la veine et les deux sondes compriment peau et varices. Cette opération est dans le même cas que la précédente; on ne l'a jamais ou très-peu souvent exécutée.

3° *Traitement par les épingles* (1). Procédé de M. Velpeau; une épingle au-dessous de la veine, une suture

(1) Velpeau. Nouveaux éléments de médecine opératoire, tome II, et Gazette des Hôpitaux, 1839, page 225.

entortillée par-dessus. M. Velpeau avait opéré par la ligature un grand nombre de malades ; jamais il n'avait observé d'accidents, lorsqu'il survint dans les salles de la Charité, une épidémie d'érysipèle de nature maligne qui compliqua d'une manière fâcheuse la plus grande partie des opérations, même très-légères, que l'on pratiquait : un variqueux, traité par les épingles mourut avec les symptômes suivants : sept jours après l'opération, les points étranglés par les ligatures deviennent d'un gris noirâtre, et sont réduits à l'état d'eschare dont la compression ne faisait pas souffrir le malade ; en même temps, symptômes généraux d'infection purulente ; mort très-rapide.

4° Dans la *suture temporaire de M. Davat* une épingle entre dans la veine et sort un peu plus bas ; placée dans le calibre du vaisseau ; elle agit comme un corps étranger, jusqu'à ce que l'inflammation soit assez forte pour amener une phlébite adhésive. M. Davat lui-même, par ce procédé, vit un malade succomber à l'infection purulente (1).

5° *Section sous-cutanée* (2), procédé de Brodie et de Guérin. On ne peut émettre un jugement définitif sur ce procédé, à cause du trop petit nombre de faits observés ; dans le plus grand nombre des cas, il ne produit pas d'accident ; mais quelquefois le tissu cellulo-adipeux infiltré de sang autour de la veine, devient le siége d'une inflammation ; il y a alors absence de réunion primi-

(1) Journal des connaissances médico-chirurgicales, 1838, page 97. rapporté par Landouzy.

(2) Carmichaël. Transact. of colleg. King's and queen's of physicians, tome II, page 369. — Samuel Cooper. Dict. de chirurgie, trad. française tome II, page 594. — Lisfranc, Méd. opératoire, tome III, page 168.

tive de la petite plaie, et la phlébite n'étant plus à l'abri du contact de l'air, peut présenter les mêmes dangers que les procédés compris dans la première classe. Ce défaut de cicatrisation se présenta trois fois à Brodie et deux fois l'érysipèle compliqua l'opération. Béclard qui s'est servi, à la Pitié, de la section sous-cutanée, prétend que cette méthode ne met pas plus que les autres à l'abri de la phlébite ou de l'érysipèle phlegmoneux, et de plus elle manque quelquefois de produire l'oblitération de la veine.

6° *Ligature sous-cutanée* (1) de MM. Gagnebé et Ricord. Ce procédé n'a jamais produit d'accidents; aucun du moins n'est relaté. Abandonné dans le traitement des varices, il est employé dans celui du varicocèle.

D'après les quelques faits que nous venons de citer, il est possible de porter un jugement précis sur la méthode opératoire qui produit une phlébite en contact avec l'air par une étroite ouverture seulement, et d'en poser les indications et les contre-indications. En résumant les observations et les mémoires des différents auteurs qui ont écrit sur ce sujet, on voit : 1° que dans le plus grand nombre des cas, ces procédés ont présenté une innocuité complète ; 2° que lorsqu'ils ont eu un résultat défavorable, il régnait une maladie contagieuse dans le lieu où était pratiquée l'opération. Lorsque donc, ni infection purulente, ni érysipèle, ne sont à craindre, on pourrait employer ces modes de traitement, sans

(1) Guagnebé, thèses de Paris, 1830. — Maréchal, Thèse de concours pour l'agrégation en chirurgie, 1830, en latin. — Gigon, journal l'Expérience, 1842, tome X, page 112. — Ricord, Bulletin général de thérapeutique, tome XVII, 1839, page 64. — Velpeau, Annales de la chirurgie française et étrangère, 1841, tome III, et Nouveaux éléments de médecine opératoire.. — Rattier, Gazette des Hôpitaux, 1839, page 278.

avoir à redouter des accidents ; au contraire, on devra complétement s'en abstenir si des épidémies règnent dans l'hôpital où sera institué le traitement. Dans ces cas, il est préférable pour le porteur de varices de supporter les inconvénients plus ou moins graves de son mal, que de courir la chance d'une opération qui peut se terminer d'une manière fatale.

Troisième classe. — Mais pourquoi le chirurgien se servirait-il d'une méthode dangereuse dans certaines circonstances, maintenant qu'il peut employer une classe de procédés d'une innocuité complète? En effet, la cautérisation et les injections que nous allons décrire, ont pour résultat, appliquées à la cure des varices, de produire une phlébite à l'abri du contact de l'air. Si quelquefois des revers ont suivi l'application de cette méthode, ce n'est pas à elle qu'il faut les reprocher, mais, comme nous le verrons plus loin, au manuel opératoire.

Nous allons décrire les procédés qui composent cette troisième classe, réservant à un chapitre spécial l'étude des avantages et des inconvénients de chacun d'eux.

La cautérisation avait été appliquée au traitement des varices bien avant Bonnet. Celse (1) en parle dans le premier siècle de notre ère ; Avicenne (2), mille ans plus tard, après avoir lié et coupé le vaisseau en travers, le brûlait avec le fer rouge. Dionis (3), Bidloo (4); Bay-

(1) Si recta est, si quamvis transversa, tamen simplex, si modica est, medius aduritur (De re medica, liber VII, caput XXXI.

(2) Et melior est extractio cum cauteriis, cauterium enim melius est quam incisio (Canons ou préceptes de médecine).

(3) Dionis (Opérat. page 766, 9me démonstration).

(4) Coll. de Villars, Cours de chirurgie, tome I, pages 434 à 439.

rus (1), Séverin (2), emploient successivement ce procédé pour *barrer* les veines. « Autre moyen de couper les varices, dit Ambroise Paré, c'est d'appliquer un cautère potentiel qui ronge et coupe la veine, puis se retire en haut et en bas. Par ce moyen, il y demeure un espace vide, où après s'engendre de la chair, et puis la cicatrice qui sera dure et épaisse empêchera la fluxion en bouchant le passage dans ladite veine, et par ce moyen la veine variqueuse sera guérie (3). » Guillemeau (4) suit les préceptes de son maître.

De nos jours l'éthérisation pourrait permettre de nouveau l'usage de ce procédé abandonné jadis, à cause de l'effroi et de la douleur très-grande qu'il causait aux malades.

Non-seulement le fer rouge, mais les caustiques eux-mêmes furent employés avant Bonnet. Brodie, en Angleterre, au commencement de ce siècle, s'en servit contre la phlébectasie (5). « Je me suis occupé, dit-il,

(1) Louis, Dict. de chirurgie, tome I, page 561.
(2) Med. eff..., page 368, chap. IX.
(3) Livre 13, chapitre XX.
(4) Cours d'opération, chap. VIII, page 700.
(5) « I was occupied, many years ago, in making experiments on the obliteration, not of the vena saphena, but of the varices themselves. I applied the caustic potash so as to penetrate trough the skin to the veins below, and in this way I cured, varicose ulcers. M. Mayô has, as I have been informed, employed the same practice lately, with this difference : he has applied the caustic not so as to make a slough of the vein, but so as to bring on sufficient inflammation to cause in to become obliterated. The result of my own experiments with the caustic may be told in very few words. The application of it was very painful ; the slough took a long time to separate ; the sore took a long time to heal ; and where on cluster was cured, other clusters appeared. Altogether it was a very tedious process, and my own experience does not lead me to recommend it (Lectures illustratives, of various subjects in pathology. and Surgery Ulcers on the legs). » — Je dois la traduction de ce passage à l'obligeance de mon cher ami le docteur Marduel.

depuis plusieurs années de faire des expériences sur l'oblitération non pas de la veine saphène, mais des varices elles-mêmes. J'ai appliqué la potasse caustique, de manière à pénétrer à travers la peau jusqu'aux veines situées au-dessous d'elle, et de cette manière j'ai guéri des ulcères variqueux. M. Mayo, comme je l'ai appris, a employé dernièrement le même procédé avec cette différence qu'il s'est servi du caustique, non pour amener la mortification de la veine, mais pour produire dans le vaisseau une inflammation suffisante pour en amener l'oblitération; le résultat de mes expériences sur le caustique, peut être donné en quelques mots : son application a été très-douloureuse; l'eschare a été longue à se détacher, la plaie longue à se cicatriser; quand un paquet variqueux était guéri, d'autres se développaient. C'est un procédé ennuyeux, et mon expérience ne m'engage pas à le recommander. »

Gensoul, de Lyon, en voulant poser un cautère avec la potasse, guérit, sans le vouloir, un malade porteur de varices; il indiqua ce fait à Bonnet (1). Mais la gloire du grand chirurgien, en reprenant cette opération, fut de la fonder sur une théorie juste. Il employa la cautérisation avec l'intention de produire une phlébite à l'abri du contact de l'air, de rendre, par conséquent, le traitement d'une innocuité complète. Que résulte-t-il en effet de cette opération ? Une plaie de la veine et des tissus voisins ; mais cette solution de continuité qui serait si dangereuse dans des conditions ordinaires, est placée alors sous un eschare plus ou moins profond qui la protége du contact de l'atmosphère ; quand, après

(1) Philipeaux. Traité de la cautérisation.

huit ou quinze jours, le tissu mortifié se détache, on est en présence d'une sorte de muqueuse, formée par une couche épaisse de bourgeons charnus, établissant une séparation complète entre les veines situées au-dessous, et l'air chargé ou non de miasmes épidémiques.

Voici les substances employées dans la méthode de la cautérisation :

1° *Potasse caustique* mise en usage par Bonnet ;

2° *Pâte de Vienne* dont se servaient : Bérard en l'appliquant directement sur la peau, et M. Laugier en faisant préalablement une incision du tissu cutané, de façon à porter la pâte sur le vaisseau lui-même.

Ces deux substances, comme tous les alcalis, avaient un inconvénient grave, celui de rendre le sang plus diffluent, au lieu de le coaguler; de produire par conséquent des hémorrhagies dans quelques cas, et de former une eschare peu consistante qui ne mettait pas complétement la plaie veineuse à l'abri du contact de l'air. Aussi eut-on à déplorer la perte de 5 malades à la suite de l'usage de ce caustique : 2 d'entre eux moururent à l'Hôtel-Dieu de Lyon; 1 dans le service de Bérard ; deux autres dans le service de Laugier ;

3° *Le chlorure de zinc ou pâte de Canquoin* ne présente pas ces inconvénients graves : 1° il coagule le sang dans les veines et amène une oblitération certaine des vaisseaux dilatés ; 2° une seule application de ce caustique énergique suffit pour atteindre la veine et la mortifier ; 3° il ne s'étend pas comme la potasse ou le mélange de chaux et de potasse, mais agit en gagnant en profondeur. Pour l'employer, on applique d'abord au niveau des varices, dans un espace grand comme une pièce de deux francs , une couche de pâte de Vienne; celle-ci forme rapidement une plaie superficielle sur laquelle on place le chlorure de zinc qu'on laisse agir pendant sept ou huit heures consécutives. A Lyon, plus de 2,000 porteurs de varices, traités par ce procédé, n'ont jamais présenté des symptômes de phlébite purulente : ce chiffre en dit plus long que beaucoup de commentaires (1).

Injection.—Mais on ne doit pas apprécier une méthode d'après seulement son innocuité plus ou moins grande ; bien que ce soit là le point le plus important elle peut présenter des inconvénients graves, qui devront la faire rejeter. Il en est ainsi pour la cautérisation remplacée maintenant par une autre méthode qui produisant une phlébite sous-cutanée n'amène pas d'accidents sérieux : c'est l'injection dans les veines ; elle peut se faire avec les deux liquides suivants :

1° *Perchlorure de fer* (2);

2° *Liqueur iodo-tannique.*

Quel que soit le liquide employé, le manuel opératoire reste le même, et les phénomènes pathologiques consécutifs au traitement sont semblables. Dans le chapitre suivant nous décrirons cette méthode, puis nous ferons un tableau comparatif des avantages et des désavantages de la cautérisation et de l'injection soit du perchlorure de fer, soit de la liqueur iodo-tannique.

Nous avons omis à dessein dans notre classification les traitements des varices symptomatiques, s'adressant

(1) Philipeaux. Traité de la cautérisation.

(2) Pravaz. Bulletin de la Société de chirurgie, tome III. — Desgranges. Mémoires de la Société de chirurgie, tome IV. — Valette. Lettre à la Société de chirurgie, 27 juillet 1853. — Pétrequin. Gazette médicale de Paris, 1853, page 625. — Caron. Thèses de Paris, 1856.

à toute l'économie, tels que les saignées, les purgatifs, les dérivatifs, etc. Ces traitements désignés sous le nom de moyens pharmaceutiques internes, dans la classification de M. Hugier, de médication générale, dans celle de M. Verneuil, s'adressent non pas aux dilatations veineuses, mais à l'état général dont la phlébectasie n'est qu'un symptôme ; nous croyons donc avoir raison en ne les plaçant pas à côté des méthodes ayant pour but unique la cure des varices.

Sont omis également les topiques locaux complétement inutiles, tels que les applications froides ; les astringents minéraux, sels de plomb, de fer, de zinc, ou végétaux, tannin, bistorte, ratanhia ; les douches et les bains d'eau de Barége conseillés par Bordeu (1) ; les vésicatoires (2) ; ou bien encore les applications de collodion sur la peau au-dessus des varices (3).

De même pour différentes opérations, incapables de produire la phlébite et par contre-coup l'oblitération de la veine, but que doivent atteindre tous les procédés ; ainsi :

1° *La réduction de J.-L. Petit*, pression sur les varices pour *dégrumeller* le sang (4) ;

2° *Les frictions* destinées à broyer les caillots et à désobstruer les veines ;

3° *Le procédé de M. Herapath de Bristol* (5) : débridement de l'orifice aponévrotique au jarret pour la saphène

(1) Huguier. Thèse citée, page 17.

(2) Clinique des hôpitaux, page 392, tome II.

(3) Traitement des varices, du varicocèle et des tumeurs sanguines ou lymphatiques par le collodion. Moniteur des Hôpitaux, 1854.

(4) J. L. Petit. Loc. cit.

(5) Revue médico-chirurgicale, tome IV, 1848, page 106. Débridement des anneaux aponévrotiques au jarret et au pli de l'aine.

externe, au pli de l'aine pour la saphène interne; là n'est pas l'obstacle au cours du sang, il est dans les veines profondes et non dans les superficielles;

4° *La compression circonscrite médiate de Chapparé* (1), soit à l'aide de bandelettes agglutinatives par le procédé de Benj. Travers (2), soit à l'aide d'une pelote comme pour la compression de l'artère (3), soit enfin au moyen de petites plaques munies de peau comme dans le procédé de Sanson (4).

Ces trois moyens de traitement, d'après M. Verneuil et les auteurs du *Compendium* sont d'une complète innocuité, mais n'amenant pas nécessairement la phlébite, ils échouent dans la plupart des cas et doivent être rejetés. Il en est de même du dernier procédé.

5° *La saignée* employée comme traitement local; elle ne présente pas une gravité plus grande que celle du bras, mais comme cette dernière, elle ne produit pas d'oblitération de la veine; elle est donc inutile.

(1) Thèses de Paris, 1829, n° 63.

(2) Astley Cooper and Benj. Travers, traduct, franç. de Bertrand, 1822; tome II.

(3) Coll. de Dublin, cité par Velpeau, Nouveaux éléments de chirurgie, tome II.

(4) Sanson et Bégin. Médecine opératoire, tome III, page 230 de l'édition de 1832.

CHAPITRE IV

NATURE ET PROPRIÉTÉS DE LA LIQUEUR IODO-TANNIQUE ; SA PRÉPARATION PHARMACEUTIQUE ; SES DOSES. — MANUEL OPÉRATOIRE. — PHÉNOMÈNES CONSÉCUTIFS A L'INJECTION ; FORMATION DU CAILLOT. — GUÉRISON RAPIDE DES ULCÈRES. — ACCIDENTS DE L'OPÉRATION.

La liqueur iodo-tannique fut découverte à Lyon en 1854 (1). M. Socquet, professeur de matière médicale et thérapeutique et M. le pharmacien Guillermond, connu déjà par son procédé de dosage de l'opium, cherchaient une substance pouvant dissoudre l'iode et rendre ce dernier facilement absorbable ; ils crurent l'avoir rencontrée dans le tannin, mais au lieu d'une simple solution, ils se trouvèrent en présence d'une nouvelle combinaison, nommée par eux, liqueur iodo-tannique. Ce produit qui servit d'abord à la fabrication d'un sirop, employé par M. Socquet contre la scrofule et toutes ses manifestations, fut appliqué, dans la même année, au traitement des varices, par MM. Barrier (2) et Desgranges (3) qui remplacèrent par cette liqueur, le perchlorure de fer, dont ils redoutaient la trop grande activité.

(1) Gazette médicale de Lyon, 1854, pages 72 et 334.
(2) Id., page 19.
(3) Id., page 138, et Bulletin général de Thérapeutique, tome XLIX.

§ 1. *Nature de la liqueur iodo-tannique.*

Si on mélange dans de l'eau du tannin et de l'iode, il se fait une réaction vive et subite, et il se forme une combinaison nouvelle : c'est un sel haloïde, dont la formule n'est pas encore précisée, et dans lequel l'iode joue le rôle d'acide, le tannin le rôle de base. Si ces deux substances sont prises dans une certaine proportion, par exemple : tannin 7 grammes, iode 1 gramme, deux effets se produisent :

1° Tout l'iode se combine avec le tannin et dans la solution, la présence du métalloïde ne peut plus être accusée au contact de l'amidon ; 2° au bout d'un temps plus ou moins long, il se forme au fond et sur les parois du vase qui contient la liqueur, un dépôt de l'excès de tannin ; en filtrant, on obtient un liquide limpide, qui conserve indéfiniment sa transparence, c'est la liqueur iodo-tannique.

Au lieu de ce nom qui ne préjuge en rien la nature du nouveau corps, nous aurions préféré celui d'*iodure de tannin*, qui indique une combinaison véritable. Sa formule n'est pas connue, il est vrai, mais ce fait lui est commun avec l'*iodure d'amidon*. Nous trouvons quelques rapports entre ces deux sels, formés par l'union chimique du même métalloïde, l'iode, avec des composés tertiaires tirés du règne végétal, amidon d'une part, tannin de l'autre. De plus, nous allons étudier tout à l'heure les propriétés chimiques du liquide iodo-tannique et nous verrons que ce corps, dans ses réactions, se comporte comme les iodures.

§ 2. *Propriétés physiques et chimiques.*

La liqueur iodo-tannique est un liquide limpide, d'une couleur brune, semblable à celle de l'acajou, qui s'affaiblit peu de temps après qu'elle a été préparée, mais finit ensuite par devenir permanente. Elle colore en rouge, mais très-faiblement, le papier de tournesol; mais ne colore pas en bleu l'amidon.

Tant qu'elle est en solution, la chaleur n'a pas d'action sur elle; mais si on fait évaporer l'eau, et si on chauffe le résidu, celui-ci qui renferme le sel se décompose, et l'iode s'évapore.

L'air n'a pas d'action sur cette liqueur; il en a une grande, au contraire, sur les solutions de tannin et de perchlorure de fer.

Les acides, sauf l'acide carbonique, se combinent avec le tannin, et mettent en liberté l'iode, dont la présence peut être décelée alors par le papier amidonné.

Avec les alcalis, il se produit des sels; des iodures alcalins. Ici se présente un fait qui montre encore la nature analogue de l'iodure de tannin et des autres iodures. Comme l'iodure de potassium, la liqueur iodo-tannique a la propriété de dissoudre une quantité d'iode égale environ à la moitié de son poids; c'est ce que MM. Socquet et Guillermond ont nommé la *liqueur iodo-tannique iodurée;* ce n'est pas une nouvelle combinaison, c'est une simple solution d'iode dans l'iodure de tannin; ce fait est démontré par la réaction de ce liquide sur le papier amidonné qu'il tourne au bleu.

En présence de la chaux, il se forme par double décomposition de l'iodure de calcium soluble et du tannate de chaux insoluble. L'hypochlorite de soude ou liqueur de Labarraque, forme avec l'iodure de tannin un précipité couleur feuille-morte.

En présence des sels ferriques, le tannin se sépare de l'iode pour former le précipité bleu-noir caractéristique, avec les sels de plomb, mélangé d'un précipité jaune d'iodure de plomb et d'un précipité blanc de tannate de plomb.

Enfin nous arrivons à la réaction la plus importante pour le sujet qui nous occupe ; la liqueur iodo-tannique coagule l'albumine. « Verse-t-on, dit M. Desgranges, 30 gouttes de solution iodo-tannique normale sur 15 grammes de sang environ, immédiatement le liquide se prend en un magma crémeux, très-homogène, d'un rouge assez vif, et dont la consistance, quoique grande, n'est pas telle néanmoins qu'une tige de verre puisse y rester debout. Ce qui aurait eu lieu avec la même quantité de perchlorure de fer à 30° Beaumé. Le caillot iodo-tannique présente deux autres propriétés remarquables : 1° Il est insoluble dans l'eau bouillante ; le caillot produit par le perchlorure de fer, au contraire, est très-soluble dans les mêmes conditions ; 2° il est soluble dans l'acide chlorhydrique, dans la potasse et la soude ; le sel de fer, au contraire, perd en majeure partie sinon totalement, sa solubilité dans un véhicule alcalin (1).

Nous ne rechercherons pas avec M. Desgranges, quel

(1) Comme les plus petites choses peuvent avoir de l'importance, tirons de ces faits une conséquence pratique : le nettoiement de la canule et de la seringue de Pravaz sera fait avec de l'eau bouillante apres l'usage du perchlorure de fer, avec une eau alcaline après l'emploi de la liqueur iodo-tannique.

est dans la liqueur iodo-tannique l'agent essentiel de la coagulation; si c'est l'iode ou le tannin. En effet, nous sommes en présence d'une combinaison ayant des réactions nouvelles, et non pas d'un simple mélange réunissant les propriétés des corps qui le forment. L'iodure de tannin et le perchlorure de fer coagulent l'albumine, sans qu'il soit nécessaire que l'iode ou le tannin dans un cas, le chlore ou le fer dans l'autre, aient la même propriété.

§ 3. *Préparation pharmaceutique.*

La solution iodo-tannique normale s'obtient, d'après M. Guillermond (1), en triturant à froid dans un mortier de porcelaine jusqu'à mélange complet, et en ajoutant l'eau par petites fractions :

Iode.	5	grammes.
Tannin	45	—
Eau.	1000	—

La solution est complète au bout de peu de temps; on la filtre et on la concentre par une évaporation menagée, en ayant soin de bien l'examiner au papier amidonné jusqu'à ce qu'elle soit réduite à 100 grammes. représentant :

Iode.	5	grammes.
Tannin	45	—
Eau	50	—

§ 4. *Doses à employer.*

Quelles sont les doses à employer pour éviter des accidents soit locaux, par la multiplicité des inflamma-

(1) Loc. cit.

tions partielles, soit généraux par l'introduction d'une trop grande quantité d'iode dans l'économie? D'après M. Desgranges, la dose de *cinq à sept gouttes,* équivalentes en force à deux ou trois gouttes de perchlorure à 30°, est la plus convenable. M. Delore a reconnu qu'on pouvait injecter dix à quinze gouttes pour chaque ponction, sans produire d'accidents. On le comprendra sans peine, puisque la liqueur iodo-tannique n'a guère qu'un tiers de la force hémoplastique du perchlorure à 30° ; or la dose ordinaire de ce dernier est de six à huit gouttes.

D'après nos observations, sans amener d'accidents locaux, autres que la phlébite nécessaire, on a pu faire sur le même membre :

18	fois	1	seule injection.
21	—	2	injections.
30	—	3	—
2	—	4	—
1	—	5	—

Même dans ce dernier cas, l'opération a suivi sa marche ordinaire. Quelle est maintenant la quantité de liqueur iodo-tannique que l'on peut injecter dans les veines des deux membres d'un malade, sans produire d'accidents généraux? Nous ne savons pas la dose nécessaire pour amener un commencement d'intoxication iodée, mais plusieurs fois des quantités assez considérables du liquide, ont été chez nos opérés introduites impunément dans l'économie. Ainsi, trois fois 60 gouttes de liqueur iodo-tannique, une fois 72 gouttes, une autre fois 84 gouttes furent injectées, et jamais nous n'avons vu se déclarer ni les symptômes de l'iodisme, ni aucun autre accident.

Instruments. — La seringue de Pravaz est le seul instrument indispensable à l'injection de la liqueur iodo-tannique dans les veines. Tout le monde connaît ce petit instrument ingénieux, composé d'un corps de pompe en verre, et d'un piston qui se meut dans son intérieur au moyen d'un pas de vis; celui-ci, calculé de telle sorte, qu'en imprimant un demi-tour aux oreilles qui surmontent la tige du piston, on chasse hors de la seringue une seule goutte de liquide à la fois. L'instrument est complété par un petit trocart, auquel on adapte la seringue; sur ce dernier point, M. Maisonneuve a opéré une modification dont nous parlerons plus tard.

§ 5. *Manuel opératoire.*

Citons deux observations qui démontreront mieux ce que nous dirons tout à l'heure sur le *Manuel opératoire :*

OBSERVATION I (1).

Varices de la jambe gauche; deux injections.

A. Mioche, âgé de 22 ans, entré le 11 janvier 1863, est couché au no 62 de la salle Saint-Sacerdos. Il porte à la partie interne de la jambe gauche deux paquets variqueux, situés l'un au niveau du genou, l'autre un peu plus bas. Le malade veut entrer dans le service militaire, mais à cause de sa maladie, il a été refusé par les conseils de révision.

Opération le 12 janvier : le matin on a serré le haut de la cuisse au moyen d'une bande pour arrêter le cours du sang et faire saillir les dilatations veineuses ; une promenade de deux heures augmente encore cet effet. Puis le malade étant debout sur une chaise et appuyé sur un aide placé près de lui, le chirurgien, assis à ses pieds sur un siége très-bas, fait une piqûre avec le trocart de la seringue de Pravaz sur le paquet variqueux du genou ; quand on retire le mandrin pointu, du sang noir sort par la canule. On adapte la petite seringue remplie de liqueur iodo-tannique et on injecte 12 gouttes de liquide. On retire la canule, et sur la piqûre on place un petit tampon de charpie que l'on maintient

(1) Les malades qui font le sujet de toutes nos opérations ont été opérés par M. Delore.

au moyen d'une bandelette de diachylon. La même opération est faite sur le second paquet variqueux. Deux bandelettes placées autour du membre, à 5 centimètres environ au-dessus et au-dessous de la piqûre, sont destinées à empêcher le caillot de se déplacer.

Le malade n'a éprouvé aucune douleur durant l'opération. On le fait porter à son lit, en ayant soin de ne pas laisser le membre s'appuyer à terre.

Le soir, on ne sent pas le caillot; aucune douleur, aucun symptôme inflammatoire.

Le 13. Douleur assez vive : début de phlébite ; lignes rouges sur le trajet des vaisseaux, présentant une certaine induration au toucher. Cataplasmes de farine de lin ; même traitement les jours suivants.

Le 14. Les symptômes de la veille ont augmenté d'intensité : le membre, que le malade tient dans la demi-flexion, présente un œdème douloureux.

Les 15 et 16. Les symptômes inflammatoires existent encore, mais la douleur a beaucoup diminué.

Le 20. Le malade sort de l'hôpital dans l'état suivant : disparition complète de toute inflammation ; au niveau des piqûres, caillots présentant la dureté d'une pierre d'où partent des cordons non moins solides. Aucune trace de varices ; le malade reste debout toute une journée, sans éprouver de la fatigue.

Observation II.

Varices de la jambe gauche accompagnées de crampes très-douloureuses ; deux injections ; guérison.

André Monier, âgé de 40 ans, tisseur de Vernassat (Haute-Loire), est couché le 27 avril 1862 au nº 16 de la salle Saint-Sacerdos.

A la jambe gauche, une veine variqueuse commence à la face dorsale du pied, se dirige vers la malléole externe où elle présente un grand développement, monte en serpentant le long de la face postérieure, puis interne du membre jusqu'au niveau du genou où elle reprend son état normal. A ce niveau, elle est rejointe par deux autres veines dilatées venant du mollet.

Depuis qu'il est atteint de varices, le malade est sujet à des crampes très-fréquentes et très-douloureuses ; son état de tisseur le force à se tenir debout ; aussi le soir sa jambe s'œdématie et ne peut plus le soutenir. L'hérédité peut être invoquée comme cause de son mal : sa mère était atteinte de phlébectasie.

1er mai. On fait prendre au malade une bouteille d'eau de Sedlitz.

Opération le 2 mai. Quelques heures auparavant, on place un lien autour de la cuisse, pour faire gonfler les veines.

Le malade étant debout sur une chaise et appuyé sur un aide, le chirurgien, au moyen de la petite seringue de Pravaz, fait dans le vaisseau deux injections de 15 gouttes de liqueur, l'une à la partie interne et supérieure du mollet, l'autre à la partie inférieure. Un très-petit bourdonnet de charpie, maintenu par une bandelette de diachylon, ferme la piqûre, deux autres bandelettes entourent le membre au-dessus et au-dessous, pour empêcher le caillot de se déplacer. On porte l'opéré à son lit, et on lui défend la station debout pendant quinze jours.

Le 3. Légère douleur.

Les 5 et 6. Douleur très-vive ; sensation de tiraillement dans les veines ; rougeur et empâtement du membre.

Le 7. Plus de douleur ; la rougeur a beaucoup diminué et présente une teinte plus sombre ; moins de chaleur, l'empâtement persiste.

Le 10. Disparition des symptômes inflammatoires ; gros cordons indurés le long du trajet des veines ; empâtement presque nul.

Le 15. Le malade commence à se lever ; il sort de l'hôpital le 18 ; sa jambe est entourée d'un bas lacé en peau de chien.

Ces deux observations montrent quel est le manuel opératoire que nous avons suivi.

Pendant les deux ou trois heures qui précèdent l'opération, le malade se promène la cuisse serrée par plusieurs tours de bandes ; cette précaution a pour but de faire gonfler les veines et de les faire saillir sous la peau.

Puis, lorsque le moment est arrivé de lui injecter la liqueur coagulante, il est debout sur une chaise, soutenu par un aide placé auprès de lui ; derrière, un lit est disposé pour le recevoir s'il survient une syncope.

L'opérateur est assis sur un siége très-bas, au pied du malade ; le pouce et l'index de sa main gauche écartés, maintiennent immobile la veine que l'on veut piquer ; sa main droite, armée du trocart, le coude du même côté, prenant un point d'appui sur son genou, peut, sans pénétrer plus profondément qu'il ne le voudrait, vaincre la résistance que la peau offre parfois à la pointe de l'instrument ; la piqûre doit être faite par un trajet sous-cutané; plus il aura de longueur, moins on aura de chance de suppuration, la plaie de la veine étant mieux à l'abri du contact de l'air; il faut pourtant arriver facilement dans le calibre du vaisseau; c'est donc au chirurgien de juger, d'après la mobilité et la profondeur de la veine, le point du tissu cutané qu'il devra percer. On voit que la pointe de l'instrument a pénétré dans le calibre du vaisseau, lorsqu'en enlevant le mandrin, il s'écoule du sang noir par la canule. Quelquefois rien ne s'écoule, on n'est pas dans la veine; ce petit accident peut arriver dans deux circonstances : lorsque le trocart a passé à côté du vaisseau, et lorsqu'il a traversé la veine de part en part. Dans le premier cas, on recommence; dans le second, on retire la canule peu à peu, et lorsque son extrémité arrive dans le calibre du vaisseau, le sang veineux s'écoule par l'instrument et l'opération est alors possible.

C'est pour remédier à cet inconvénient de second ordre que M. Maisonneuve (1) a fait confectionner un trocart à tige creuse, ou mieux une canule-trocart analogue à celle dont on se sert dans la méthode hypodermique, et qui lui paraît désormais devoir remplacer avantageusement le trocart ordinaire dans la plupart de ses applications.

« Cette canule, munie d'une pointe acérée, pénètre facilement dans les tissus, et comme son calibre n'est point obstrué par un mandrin, le sang peut jaillir aussitôt que la pointe a transpercé les parois de la veine, ce qui ne laisse aucun doute sur le fait capital de la pénétration. Dès lors l'opération se poursuit comme dans le procédé ordinaire, etc. »

(1) Mémoire lu à l'Académie de médecine, février 1866.

Quand on est certain d'être dans la veine, on bouche la canule avec l'index de la main gauche pour empêcher l'écoulement de sang; avec la main droite on saisit la seringue complétement privée d'air, et on la visse rapidement sur le trocart, puis faisant mouvoir le piston, on injecte dans le vaisseau la liqueur coagulante.

Nous avons vu que 12 gouttes étaient une dose convenable; par conséquent, il faut imprimer 12 demitours aux oreilles qui surmontent la tige du piston pour introduire cette quantité de liquide.

Lorsque l'injection est faite, le trocart enlevé, on place sur la piqûre un petit bourdonnet de charpie maintenu au moyen d'une bandelette de diachylon. On met ainsi obstacle à la sortie du sang.

La bande, roulée autour de la cuisse pour faire gonfler la veine, est enlevée; mais elle est remplacée par deux bandelettes de diachylon placées à 5 centimètres environ, au-dessus et au-dessous de la petite plaie; cette double compression circulaire autour du membre a pour effet d'emprisonner le coagulum dans un espace restreint et de ne pas permettre son déplacement. Quelques chirurgiens ont craint de voir le caillot emporté au loin dans les gros vaisseaux produire une embolie. Pour l'éviter, M. Desgranges (1) laisse la bande circulaire de la cuisse dix ou quinze minutes après l'injection; M. Gosselin, cinq minutes (2). Au contraire, MM. Pétrequin (3), Chassaignac (4), Maisonneuve (5), l'enlèvent immédiatement après l'injection.

(1) Mémoires de la Société de chirurgie, tome IV, page 373, et Bulletin de thérapeutique, tome XLIX, page 343.
(2) Cité par M. Caron ; Thèses de Paris, 1856.
(3) Gazette médicale de Paris, 1853.
(4) Gazette hebdomadaire, tome I, page 401.
(5) Cité par M. Caron.

Nous n'avons jamais vu chez nos opérés le caillot être emporté dans la saphène ou au delà et produire des accidents. La marche du cours du sang que nous avons étudiée dans notre premier chapitre nous explique ce fait : la caillot peut être entraîné non pas dans les veines superficielles, du moins un peu loin, mais dans les veines profondes ; c'est ce qui eut lieu chez deux de nos malades qui font le sujet des observations 11 et 12. Par conséquent la constriction supérieure au moyen d'une bande de toile ou de diachylon nous semble peu utile. Il n'en est pas de même pour la compression faite au-dessous de la piqûre et dans les deux observations suivantes, nous voyons un caillot tomber de la partie supérieure à la partie inférieure de la veine ; la piqûre est faite près du genou, et la phlébite se produit au niveau de la malléole interne. La nécessité de la compression au-dessous de la piqûre ressort de ces deux faits.

Observation III.

Varices des deux jambes. Hérédité ; six injections ; chute du caillot à gauche. Phlébite formée loin de la piqûre.

C. Tormelli, âgé de 40 ans, fabricant de pâtes alimentaires, né à Milan, entré à l'Hôtel-Dieu de Lyon le 27 décembre 1861, est couché au n° 8 de la salle Saint-Sacerdos.

Phlébectasie des deux jambes datant de vingt ans. La mère était atteinte de la même maladie ; la profession du malade l'oblige à se tenir debout toute la journée. A la jambe droite, varices des rameaux de la saphène interne, depuis le pied jusqu'au niveau du tiers inférieur de la cuisse ; au niveau de la partie moyenne du tibia, renflements variqueux très-considérables. A gauche, paquets très-volumineux en dedans et au-dessus du genou ; la saphène interne est dilatée et sinueuse dans sa portion fémorale.

Opération le 20 décembre 1861. On fait trois injections à chaque jambe ; à droite, deux sont faites au niveau du genou ; la troisième au tiers inférieur de la jambe. A gauche, elles sont pratiquées un peu au-dessus, au niveau et un peu au-dessous du genou. On ne fait la compression qu'à la partie supérieure de la cuisse. La liqueur employée à la jambe droite marque 18 degrés à l'aréomètre Baumé, celle dont on se sert à la jambe gauche marque 10 degrés. On veut expérimenter les doux solutions.

Le 21. A droite, douleur au niveau des piqûres et commencement de phlébite; à gauche, aucun symptôme d'inflammation n'apparaît dans la région injectée; mais, au niveau de la malléole interne, le malade éprouve de la douleur qui augmente à la pression, un peu de rougeur diffuse et de l'empâtement.

Le 22 et les jours suivants. A droite, marche naturelle de l'inflammation; à gauche, phlébite avec tous ses caractères.

15 janvier 1862. A la jambe droite, induration des paquets variqueux et guérison complète. A gauche, oblitération des veines dans la partie inférieure de la jambe; au contraire, varices des vaisseaux de la partie supérieure de la veine saphène lorsque le malade marche, comme si aucune opération n'avait été pratiquée à ce niveau.

Le malade sort le 19.

Observation IV.

Varices et ulcères; trois injections à la jambe gauche; une seule à la droite; chute du caillot à droite; phlébite de toute la saphène interne à gauche.

Louis C..., âgé de 43 ans, cloutier, est couché, le 14 mars 1864, au n° 30 de la salle Saint-Sacerdos. Début datant de quinze ans; envahissement successif des veines superficielles de la jambe gauche et de la moitié inférieure fémorale de la saphène; puis enfin développements variqueux au niveau du mollet droit. Il y a quatre mois, à la suite d'un coup, formation d'un vaste ulcère, étendu aujourd'hui dans tout le tiers inférieur de la jambe gauche.

Opération le 18 mars 1864. A gauche, 3 injections de la liqueur iodotannique normale: 1° un peu au-dessus du genou dans la saphène; 2° dans le même vaisseau, au tiers supérieur de la jambe; 3° au mollet gauche. A droite, une seule injection à la partie supérieure de la saphène externe. A ce moment, le malade présente un fait assez curieux: il dit avoir senti comme des grains de plomb qui lui tombaient du mollet au bas de la jambe.

Le 19. A gauche, douleurs au niveau des points injectés; phlébite commençante. A droite, douleurs surtout au niveau du tendon d'Achille, mais le point de la piqûre est un peu douloureux.

Le 20 et les jours suivants. Marche naturelle de la phlébite à gauche; à droite, dans le point siége de l'injection et au bas de la jambe, au niveau de la chute du caillot. Cicatrisation rapide de l'ulcère.

Le 27. Le malade s'est levé la veille; aujourd'hui, phlébite de la saphène interne dans tout son trajet, jusqu'au pli de l'aine, rougeur diffuse et empâtement de la cuisse ; induration du vaisseau.

14 avril. Le malade sort dans l'état suivant : cicatrisation de l'ulcère ; induration de tous les paquets variqueux ; deux noyaux solides, l'un à la partie supérieure du mollet, l'autre en dehors du tendon d'Achille. La saphène gauche est indurée dans toute son étendue.

Le traitement doit-il être partiel ou général ? Il doit comprendre, suivant nous, la phlébectasie superficielle dans toute son étendue ; toutes les veines sous-cutanées du membre inférieur atteintes de dilatations doivent devenir le siége d'une phlébite et d'une oblitération complète : c'est le seul moyen d'obvier aux inconvénients sérieux et aux accidents graves de la maladie. Elle est presque inutile, l'opération pratiquée sur un ou deux paquets variqueux, lorsqu'un grand nombre d'autres existent ; dans ces cas, les malades ne tarderont guère à se plaindre des mêmes accidents qu'auparavant.

Voici quelle est la pratique de M. Delore : lorsque les renflements vasculaires, au nombre de un, deux, trois, existent sur la jambe ou la cuisse, séparés les uns des autres par un espace de tissu non variqueux, une injection est pratiquée dans chacun d'eux, en faisant pénétrer le trocart au milieu même du paquet de varices. En opérant ainsi, on est certain de pénétrer facilement dans le calibre du vaisseau, ce qui n'a pas toujours lieu si on attaque la veine placée au-dessus ou au-dessous. D'autres fois on se trouve en présence d'un membre que la phlébectasie a complétement envahi : la jambe et la partie inférieure de la cuisse sont couvertes de varices ; la saphène interne présente une énorme dilatation sinueuse. Dans ce cas, on doit multiplier les injections ; nous avons vu que l'induration, conséquence de la phlébite, s'étend, en moyenne, à 3 ou 4 centimè tres du côté de la petite plaie; par conséquent il faut pratiquer une série de piqûres éloignées les unes des autres de 7 centimètres environ, de telle sorte qu'aucune veine malade, y compris le gros tronc de la saphène, n'échappe à l'inflammation. Doit-on craindre, en agissant ainsi, d'arrêter la circulation de retour et de produire l'œdème ou même la gangrène du membre inférieur? Nullement. L'étude de cette partie de la physiologie doit nous faire déjà écarter cette crainte, puisque le sang du membre inférieur est ramené, non par les saphènes, mais par les veines péronières, les deux tibiales, la poplitée et la fémorale profonde. De plus, la clinique vient encore appuyer notre dire : jamais en effet les injections, quand même elles ont été très-nombreuses, non plus que les autres traitements de cure radicale, n'ont amené de la gêne dans la circulation de retour; au contraire, l'œdème du membre, parfois considérable, causé par les varices, a toujours disparu sous l'influence de l'opération. Ce fait peut être constaté chez un grand nombre de nos opérés. Déjà nous avons vu que, sans inconvénient, trois ou quatre injections peuvent être pratiquées sur un membre le même jour; si un plus grand nombre est nécessaire, pour éviter l'excès d'inflammation locale, les opérations peuvent être faites, successivement, à quelques jours d'intervalle; c'est ce qui eut lieu chez les deux malades suivants : dans l'espace d'un mois on fit six injections chez l'un, treize chez l'autre.

Observation V.

Varices des deux jambes, beaucoup plus développées à gauche; 6 injections à deux reprises différentes.

Antoine Descombes, âgé de 42 ans, cultivateur, né d'un père variqueux, est couché le 8 décembre 1863, au n° 6 de la salle Saint-Sacerdos. Ce malade, d'une constitution très-vigoureuse, présente sur les faces antérieure et interne de la jambe gauche des paquets énormes de varices. A droite, quelques dilatations dans la même région.

10 décembre. A gauche, on lui fait trois injections : 1° en haut, au niveau du condyle interne du fémur ; 2° au milieu du mollet ; 3° au cou-de-pied. — A droite, une seule injection, à la partie moyenne et interne de la jambe.

Le 20. La phlébite a présenté sa marche naturelle ; des deux côtés induration au niveau des piqûres ; à gauche un certain nombre de paquets variqueux n'ont pas été atteints par l'injection et se gonflent lorsque le malade est debout.

5 janvier. Nouvelle opération sur la jambe gauche : 3 piqûres, les deux premières entre les points déjà injectés à la partie interne de la jambe ; la troisième à la partie externe.

Les jours suivants, série des symptômes inflammatoires se terminant par l'induration.

Ce malade est revu le 1er août 1867, c'est-à-dire trois ans et demi après l'opération. En sortant de l'hôpital, il a repris immédiatement son métier pénible de cultivateur ; depuis ce moment, très-laborieux et très-vigoureux, il fait plus de travail qu'un ouvrier ordinaire. — Il porte rarement son bas lacé qui, pour lui, est une cause de gêne ; les varices opérées ne se sont pas dilatées de nouveau, mais d'autres se sont formées à côté ; depuis quelques mois, œdème des malléoles à la suite d'une marche très-longue ou d'un travail forcé. — Loin de regretter l'opération, le malade est heureux d'avoir été débarrassé complétement pendant trois ans de la gêne et de la douleur causées par sa maladie : en ce moment, bien qu'il éprouve un peu de pesanteur dans les jambes, il peut encore se livrer à tous les travaux de la campagne, ce qu'il ne pouvait pas faire avant l'opération.

Observation VI.

Varices du membre inférieur droit, situées surtout à la partie externe ; 13 injections faites à 5 reprises différentes, dans l'espace de 24 jours.

Jean-Claude Plasse, âgé de 21 ans, journalier de Valsonne (Rhône), est couché, le 15 juin 1861, au n° 47 de la salle Saint-Sacerdos. — Rien du côté de l'hérédité : à l'âge de 13 ans il est occupé à porter de pesants fardeaux ; alors sur ses jambes se forment des dilatations veineuses, qui, depuis cette époque, augmentent en nombre et en volume.

En ce moment, on remarque : au niveau du grand trochanter un paquet vasculaire étendu, mais peu saillant ; sur la face externe et postérieure de la cuisse une grande quantité de petits noyaux et de canaux veineux hypertrophiés ; à la partie externe du creux poplité, une masse variqueuse grosse comme un œuf de pigeon ; autour du genou trois paquets de même volume environ, l'un à la partie interne de la rotule, les deux autres, un peu au-dessus et au-dessous ; c'est le seul point de la face interne du membre qui présente des varices. — Sur la face externe et postérieure de la jambe, nombreuses dilatations ; enfin, au niveau de la malléole externe, masse variqueuse très-considérable d'où partent d'autres varices couvrant toute la face dorsale du pied, et arrivant jusqu'à l'articulation de la dernière phalange du gros orteil. — Toute la face postérieure et externe de la jambe présente une couleur d'un bleu violacé, la face interne, au contraire, est saine, sauf au niveau du genou.

24 juin. Première opération ; on fait deux injections de liqueur iodo-tannique de 12 gouttes chacune, la première à dix centimètres environ au-dessus de la partie externe du genou ; la seconde au niveau de la malléole externe.

Le 30. Phlébite les jours qui suivent l'opération ; aujourd'hui cessation des symptômes inflammatoires.

1er juillet. Seconde opération : 4 injections ; les deux premières autour du genou, l'une en dedans, l'autre en dehors ; la troisième au milieu de la cuisse ; la quatrième au niveau du mollet.

Le 10. Troisième opération ; 2 injections à la partie supérieure de la cuisse, l'une au niveau du grand trochanter, l'autre à dix centimètres au-dessous ; une troisième vers le tiers supérieur de la jambe.

Le 14. Quatrième opération : 1 injection au tiers moyen de la jambe, une autre sur la face supérieure du pied.

Le 18. Dernière opération : injection de la veine variqueuse du gros orteil et d'une dilatation placée en arrière du tendon d'Achille.

Chacune de ces opérations a été suivie pendant quelques jours de la phlébite ordinaire.

Le malade sort le 10 août guéri de ses varices ; on sent des noyaux et des cordons durs au niveau de tous les points injectés. — On ne l'a pas revu depuis son opération.

Avant de terminer ce qui est relatif au *manuel opératoire*, disons que l'injection n'est pas douloureuse ; l'introduction du trocart fait souffrir le malade, comme le ferait la piqûre d'une grosse épingle, mais la liqueur ne fait d'ordinaire éprouver aucune sensation pénible, lorsqu'elle entre en contact avec la membrane interne de la veine. Toujours, au milieu des opérations, nous avons eu soin de demander au patient s'il souffrait ; or, sur 60 malades et sur 164 injections, deux fois seulement il arriva à l'opéré de ressentir de la douleur. Chez l'un d'eux qui fait le sujet de l'observation XIX, il survint une plaque gangréneuse, au niveau de l'injection, qui avait été très-sensible; chez l'autre, n° XXVIII, une opération précédente de deux piqûres avait été indolente, et dans la seconde opération, sur trois injections une seule, la première, fut cause d'une vive souffrance. Enfin deux malades, dont les observations suivent, sans éprouver aucune douleur, furent pris de syncope durant l'opération. La frayeur en était-elle la cause? Nous n'osons le dire, car les opérés étaient deux jeunes gens qui avaient demandé la cure de leurs varices pour entrer dans le service militaire.

Observation VII.

Varices du creux poplité de la jambe droite; 3 injections; syncope pendant l'opération.

Ferdinand-Valentin Fontenel, âgé de 23 ans, terrassier, de Naus (Jura), est couché le 10 décembre au nº 108 de la salle Saint-Sacerdos. En arrière du genou, un peu au-dessous du creux poplité, varices occupant un cercle de huit centimètres de diamètre environ. Début du mal datant de trois ans. — Le malade veut se faire soldat.

12 décembre. Opération : 3 injections de 12 gouttes chacune de liqueur iodo-tannique. Pendant l'opération, le malade prend une syncope ; on le couche sur le lit placé derrière lui ; il reprend rapidement ses sens et on peut lui faire la troisième piqûre.

Le 28. La phlébite a présenté une marche normale. Au niveau des piqûres, caillots gros et durs comme une amende. Induration complète de la veine variqueuse.

Le 29. Exéat; quelques jours après nous le revoyons : les caillots ont diminué de volume ; il a été accepté comme soldat.

Observation VIII.

Varices de la jambe gauche; 2 injections, syncope.

Charles Mathieu, âgé de 21 ans, cultivateur, de Saint-Sorbie (Isère), est couché, le 2 novembre 1863, au n° 9 de la salle Saint-Sacerdos.—Varices du mollet gauche qui ont fait déclarer le malade incapable du service militaire auquel il se destinait.

Opération le 4 novembre. 2 injections de 12 gouttes chacune de liqueur iodo-tannique. — Syncope au moment où l'on retire le trocart. — Le malade est couché sur le lit et reprend aussitôt connaissance.

Le 13. L'inflammation a disparu; indurations considérables au niveau des veines injectées.

Le 15. Exéat. — Il est reçu soldat un mois plus tard.

§ 6. *Phénomènes consécutifs à l'injection.*

Lorsque le malade a été porté à son lit, il ne doit plus le quitter avant dix ou douze jours. Nous regardons cette précaution comme très-importante, car lorsque la phlébite est suivie d'abcès, ceux-ci sont dus toujours à ce que le malade s'est levé trop tôt.

Le jour même de l'opération le malade n'éprouve rien de particulier dans la jambe injectée, sauf parfois quelques fourmillements. Le toucher ne fait pas reconnaître la présence d'un caillot dans les veines. (Il en est autrement pour l'injection par le perchlorure de fer. Dans ce cas, le caillot que l'on peut sentir immédiatement après l'introduction du liquide dans la veine augmente de consistance d'une manière rapide, et acquiert toute sa densité après sept ou dix heures). Douze heures environ après l'opération, surviennent les symptômes de la phlébite; c'est la douleur qui se fait sentir d'abord; quelquefois elle est très-violente; le plus souvent supportable, chez quelques malades nulle. Elle n'est pas en rapport avec la quantité de liqueur injectée; nous avons vu certains malades accuser de vives souffrances, à la suite d'une seule piqûre, tandis que d'autres ayant subi trois ou quatre injections, se plaignaient à peine. Les autres symptômes de l'inflammation, rougeur, chaleur, tuméfaction, surviennent le lendemain ou le surlendemain. Ils varient également d'intensité, mais sont en rapport avec le nombre des piqûres, plus souvent que la douleur. La peau est d'un rouge rosé peu intense, plus chaude qu'à l'état normal. L'engorgement développé autour du vaisseau s'étend au tissu cellulaire du membre; la jambe est pâteuse, placée dans la demi-flexion, et semble lourde à l'opéré; la peau tendue est dans certains cas tellement tuméfiée que l'on croirait à un phlegmon.

Cet état dure le second, le troisième et le quatrième jour. Le cinquième ou le sixième, les phénomènes inflammatoires disparaissent. Le huitième jour ordinairement la phlébite est terminée; un peu d'œdème persiste et s'atténue peu à peu.

Les *phénomènes généraux* qui accompagnent la phlébite sont peu importants; ce sont ceux de l'embarras gastrique fébrile : accélération du pouls, céphalalgie, insomnie causée par la douleur; perte de l'appétit, langue blanche, bouche pâteuse, soif vive. On doit mettre le malade à la diète pendant trois ou quatre jours, c'est le seul traitement convenable. Au bout de ce temps, les symptômes locaux et généraux cessent, et l'appétit revient.

§ 7. *Formation du caillot.*

La formation du caillot, le phénomène consécutif à l'injection le plus important, peut être considérée, soit au point de vue anatomo-pathologique, soit au point de vue clinique. L'anatomie pathologique de cette question n'est pas faite encore, comme nous allons le voir :

L'introduction de liqueur iodo-tannique dans la veine a deux actions : l'une sur le contenu et l'autre sur le contenant, l'une sur le sang et l'autre sur les parois.

En contact avec le sang, la substance coagulante produit un magma crémeux, très-homogène. Quelle est la nature de ce caillot? on l'ignore. Disons seulement qu'étant soluble dans les solutions alcalines, il pourra être dissous par les sels de cette nature, renfermés dans le sang. En effet, nous retrouvons dans les urines les deux substances, iode et tannin, quelque temps après l'opération ; l'absorption de l'iode commence au bout de quelques heures, et dure de quatre à huit jours environ; celle du tannin n'est point aussi rapide, elle commence en même temps, mais elle continue après que tout l'iode a disparu.

L'action de la liqueur iodo-tannique sur les parois de la veine n'est pas connue d'une façon certaine; aucune expérience n'a été faite à ce sujet. Du reste, il en est de même pour le résultat de l'injection du perchlorure de fer; la description que quelques auteurs ont faite de ce point d'anatomie pathologique n'est fondée ni sur des dissections, ni sur des injections dans les veines des animaux. Voici quelle est, d'après M. Caron (1), l'action du perchlorure de fer sur les enveloppes des veines, lorsque le perchlorure de fer est à 30° : « Le caillot chimique est entouré de toutes parts de caillots fibrineux, qui contractent avec la paroi vasculaire d'intimes adhérences, et qui ont quelquefois une longueur considérable, surtout du côté de la périphérie. Dans l'étendue qui correspond au caillot primitif ou chimique, la couche

(1) Thèses de Paris, 1856.

épithéliale et la membrane fenêtrée ont disparu. La membrane moyenne n'est plus désorganisée, cependant elle a subi quelques changements; sa couleur est un peu plus jaune, ses fibres transversales sont plus volumineuses, elles sont très-apparentes à l'œil nu; son épaisseur est considérablement augmentée, et son adhérence à la membrane externe est si lâche, qu'il est très-facile de les séparer. Mais c'est sur la membrane externe que se montrent les phénomènes les plus importants : les vaisseaux qu'elle renferme se développent; elle s'hypertrophie, sécrète une lymphe plastique qui s'infiltre dans ses mailles, et forme autour du vaisseau une induration qui l'environne dans une étendue plus ou moins considérable. Cette gaîne ou virole plastique est formée après vingt-quatre heures; sa longueur est plus ou moins grande, mais toujours elle dépasse l'étendue du caillot primitif; son épaisseur varie avec l'intensité de l'irritation causée par la présence du perchlorure de fer. Au bout de quelque temps, le caillot perd de sa couleur, il devient jaunâtre et s'enkyste. Le vaisseau se trouve alors oblitéré tant par le fait de cet enkystement que par l'accolement de sa paroi interne aux deux extrémités du caillot (1). Quand le caillot primitif est enkysté, les caillots secondaires se résorbent, et la virole plastique diminue petit à petit. La résorption de la virole est assez lente, surtout si l'on a employé une grande quantité de perchlorure. Le caillot enkysté forme dans la veine un obstacle matériel à la circula-

(1) Pravaz et Lallemand (Bulletin de la Société de chirurgie, tome III, page 444). Debout et Leblanc (Bulletin de thérapeutique, tome XLVI, page 40, 1854). Valette (Bulletin de thérapeutique, tome XLVI, page 38, 1854).

tion; il y reste d'une manière fixe et durable; il ne se résorbe pas, et on le retrouve aussi loin qu'on peut suivre les animaux. Ce caillot persiste toujours, et s'il est trop petit, il s'accole à une des parois, il se recouvre de fibrine, et le sang peut passer entre ce caillot et la paroi opposée.

Cette description est fondée complétement sur les expériences de M. Giraldès; mais les injections pratiquées sur des animaux par cet habile chirurgien ont été faites dans des artères et non dans des veines. Or les tuniques qui composent la paroi veineuse ne présentent pas la même structure anatomique que celles qui forment le vaisseau artériel; dès lors, a-t-on raison de dire que les résultats de l'injection sont les mêmes dans les deux cas? Du moins, il faut auparavant que des expériences précises viennent prouver la vérité de cette assertion.

Si nous étudions au point de vue clinique, la coagulation qui se forme dans les veines, nous voyons se succéder la série des phénomènes suivants : le caillot n'est pas perceptible, immédiatement après l'injection de liqueur iodo-tannique; la varice injectée paraît alors fluctuante, comme si un corps étranger n'était pas dans son intérieur. Douze heures plus tard, lorsque les premiers symptômes de la phlébite apparaissent, on peut sentir, le long du trajet de la veine, un caillot d'une dureté peu considérable, et d'une longueur de quelques centimètres. Ce caillot ne tarde pas à disparaître au milieu du gonflement douloureux et de l'empâtement général, qui envahit le membre dans la région voisine de la piqûre.

(1) Expériences sur le perchlorure de fer, par Giraldès (séance du 19 avril 1854 de la Société de chirurgie de Paris.)

Au moment de la résolution inflammatoire, le caillot apparaît de nouveau, il présente alors le volume d'un œuf de pigeon ; les jours suivants, il diminue peu à peu, et à la sortie du malade, il présente les dimensions et la dureté d'une amande ; cette petite tumeur reste longtemps stationnaire, et plusieurs mois doivent s'écouler, avant qu'elle ait complétement disparu. Mais quelquefois le caillot s'étend beaucoup plus loin ; c'est ce qui arriva dans les quatre observations que nous citons ici : chez le premier malade, l'injection fut faite au creux poplité ; l'inflammation indura le paquet variqueux situé à ce niveau, gagna la saphène externe, et vint former un caillot dans un renflement situé à la naissance du tendon d'Achille, c'est-à-dire à 15 centimètres plus bas ; de là elle s'étendit dans un troisième paquet variqueux placé sur la face interne du tibia, et y produisit également un caillot. De telle sorte qu'une seule injection amena la phlébite et la guérison de toutes les varices d'un membre.

Dans l'observation IX, nous trouvons un malade avec des varices et un ulcère. Deux hémorrhagies successives ; la saphène interne du côté gauche est très-dilatée. L'injection est faite au niveau du genou, et, chose remarquable, l'inflammation s'étend jusqu'au pli de l'aine, formant ainsi un caillot, dont la dimension est mesurée par la longueur de la cuisse. Il ne survient aucun accident soit local, soit général.

Dans l'observation X, un caillot produit à la suite d'une injection au niveau du genou s'étend dans la saphène jusqu'au milieu de la cuisse, et présente une longueur de 15 centimètres. Les malades qui font le sujet de l'observation XI et XII ont présenté un singulier phénomène : chez le premier, l'injection est faite au *tiers supérieur et postérieur* de la jambe; mais outre la phlébite qui survient à ce niveau, il s'en produit une autre sur le paquet variqueux situé au *tiers inférieur et interne* de la jambe, à 15 centimètres environ au-dessous et au dedans du premier. En cherchant sur les veines sous-cutanées situées entre les deux dilatations veineuses, des symptômes d'inflammation, on ne trouve aucun signe qui indique la marche de la maladie d'un point à un autre.

Chez le second malade, même phénomène; l'injection est pratiquée à la face *interne* du membre, une phlébite se produit à la face *externe;* aucune veine sous-cutanée de la région postérieure n'est indurée; la maladie s'est donc propagée par une autre voie. Quelle est cette voie? Les veines profondes seules peuvent avoir servi de canaux de communication entre les deux phlébites.

Or si ce fait était certain, il aurait une conséquence pratique immense; en effet, dans ces cas, l'injection aurait pu pénétrer dans les vaisseaux profonds; là est le siége réel et primitif des varices. Par conséquent l'injection serait un moyen d'attaquer la maladie dans sa racine; par conséquent la cure radicale serait possible au moyen de l'injection.

Observation IX.

Varices de la saphène externe ; une seule injection ; caillots très-étendus ; guérison.

Pierre P...., âgé de 34 ans, mineur, né à Saint-Nicolas (Haute-Loire), domicilié à Lyon, est couché, le 17 novembre 1860, au nº 34 de la salle Saint-Sacerdos. Le début de la maladie remonte à 19 ans. Rien du côté de l'hérédité. A la partie externe et postérieure de la jambe gauche, paquets variqueux très-volumineux, sortant au-dessus du creux poplité.

10 décembre 1860. Une injection de 12 gouttes de liqueur iodo-tannique est faite à ce niveau ; la ponction est facile ; on pénètre immédiatement dans le calibre d'un vaisseau.

Le 11. Phébite au niveau du creux poplité ; de plus, de la piqûre part une induration inflammatoire ayant environ 20 centimètres de long, qui descend en suivant le trajet de la saphène externe dans l'interstice des deux jumeaux ; au niveau de la naissance du tendon d'Achille, ce caillot se termine par une masse de même consistance, ayant la forme d'un disque circulaire.

Les 12 et 13. Phébite de la partie postérieure de la jambe.

Le 14. L'inflammation s'étend à la partie interne de la jambe. Sur cette face on peut sentir, reposant sur le tibia, un paquet variqueux enflammé et induré, situé à 5 centimètres du précédent ; il est plus volumineux et plus irrégulier que celui-ci.

Le 15. La phlébite, en voie de résolution à la partie externe, se montre au contraire avec tous ses symptômes à la face interne. Les jours suivants, cessation des phénomènes inflammatoires.

Le 23. Le malade peut se lever sans fatigue.

Le 29. Exéat. Les varices sont guéries ; trois noyaux indurés remplacent les renflements variqueux.

Observation X.

Varices de la jambe gauche ; la saphène est dilatée ; ulcères ; deux hémorrhagies ; phlébite très-étendue ; caillot occupant la saphène dans tout son trajet.

Pierre B...., âgé de 53 ans, passementier, né à Saint-Didier (Haute-Loire), demeurant à Saint-Etienne (Loire), est couché, le 15 décembre 1864, au nº 73 de la salle Saint-Sacerdos.

Le membre inférieur gauche est couvert de varices ; quand on ceint d'une bande le haut de la cuisse, on voit la veine saphène interne présenter une dilatation comparable par son volume et ses sinuosités au gros intestin d'un fœtus à terme. De ce tronc variqueux partent des ramifications plus petites qui, un peu au-dessous du genou, à la partie antéro-interne de la jambe, forment une tumeur grosse comme le poing. Quand le malade est couché, les varices sont peu apparentes ; quand il se lève, on les voit rapidement se gonfler.

Rien du côté de l'hérédité ; début de la maladie il y vingt ans. Pas de symptômes de varices profondes, engourdissement et douleurs sourdes dans le mollet gauche, lorsqu'il est fatigué. Depuis trois ou quatre ans, les varices ont pris insensiblement un volume énorme. La fatigue, conséquence de ses travaux qui exigent la station debout, cause au malade un engourdissement pénible de tout le membre ; de plus, depuis deux ans, ulcère du tiers inférieur de la jambe, survenu à la suite d'une petite excoriation produite par le simple frottement d'un pantalon humide; depuis ce moment, cette plaie guérit pour récidiver aussitôt que le malade reprend ses occupations. Enfin le malade accuse deux hémorrhagies, lesquelles, dit-il, ne l'ont affaibli en rien, puisque le lendemain il pouvait retourner à son travail.

Le 20 décembre, l'opération est pratiquée par M. Delore ; trois injections de liqueur iodo-tannique (12 gouttes) sont jetées dans les varices, la première au niveau de la partie interne du genou ; la seconde au tiers moyen de la jambe, la troisième en avant au tiers inférieur.

Le 30. La formation des caillots oblitérateurs s'accuse normalement au niveau des deux piqûres inférieures. Mais l'inflammation produite par la piqûre supérieure s'est étendue à toute la saphène interne depuis le genou jusqu'au pli de l'aine. Le vaisseau oblitéré tout entier forme un cordon dur, très-volumineux qui se termine brusquement au fascia crebriformis. L'oblitération se prolonge-t-elle plus haut ? C'est ce que l'on ne saurait déterminer. En tout cas, il ne survient aucun accident ni local, ni général.

Le 26. Exeat. Il ne conserve de ses énormes varices que des caillots volumineux, situés à la partie supérieure et interne de la cuisse. Dans la jambe existent des cordons durs que le toucher seul fait apprécier. Un bas lacé en peau de chien lui est donné pour prévenir le développement de nouvelles varices.

On revoit le malade au mois d'avril suivant. Sa guérison s'est maintenue ; il exerce son métier sans la moindre gêne.

Observation XI.

Varices des deux jambes ; trois ulcères ; cinq injections, dont trois à gauche, deux à droite. Caillot de 15 centimètres de longueur s'étendant du genou au milieu de la cuisse.

Jean-Marie B...., âgé de 44 ans, autrefois ayant la profession de marbrier, aujourd'hui de glacier, né à Saint-Antoine d'Ourou (Rhône), domicilié à Lyon, est couché, le 10 août 1862, au n° 72 de la salle Saint Sacerdos.

Les deux jambes sont atteintes de varices à la partie interne. A gauche, au-dessus de la malléole, ulcère grand comme une pièce de 5 francs ; à droite, au niveau du mollet, deux ulcères, l'un en dehors, l'autre en dedans.

Le début de la maladie date de dix ans.

Opération le 27 août 1862. Trois injections à la partie interne de la jambe gauche ; au niveau de la malléole, du mollet et du genou. A droite, deux injections sur la partie moyenne et interne de la jambe.

Le 30. La phlébite environne chacune des piqûres, et, de plus, s'étend au tronc de la saphène, qui est le siége d'une semblable inflammation jusqu'au milieu de la cuisse.

6 septembre. Les symptômes inflammatoires sont éteints ; au niveau de chaque injection, on sent une induration de la grosseur d'un petit œuf de pigeon. Au niveau du tiers moyen de la cuisse, un cordon dur, long de 15 centimètres, tient la place de la saphène.

Le 18. Exéat. Plus de varices ; les ulcères se sont rapidement cicatrisés quelques jours après l'opération.

Observation XII.

Varices du mollet gauche; trois injections; caillots loin des piqûres.

Claude Pontarly, âgé de 35 ans, mécanicien, né à Laissant (Savoie), atteint autrefois de syphilis, est couché le 7 novembre 1863, au nº 20 de la salle Saint-Sacerdos.

Depuis 8 ans, varices du mollet gauche ; depuis quelque temps cette maladie lui cause une gêne considérable, surtout le soir après son travail.

12 novembre 1863, opération. — Deux injections de 12 gouttes de liqueur iodo-tannique sont introduites dans le paquet variqueux situé sur le mollet au niveau du tiers supérieur de la jambe.

Le 14. Autour des deux piqûres phlébite occupant la région postérieure et supérieure de la jambe. Mais de plus, une inflammation de même nature s'est emparée des veines situées au tiers inférieur et interne de la jambe, quand même aucune piqûre n'a été pratiquée à ce niveau. Entre les deux phlébites, aucun vaisseau sous-cutané ne présente ni inflammation ni induration ; par conséquent la phlébite a dû se propager par les veines profondes.

Le 17. La région injectée et celle qui ne l'est pas sont le siége d'une induration considérable ; on sent que les varices sont remplies par un caillot volumineux.

Exéat le 1er décembre. — Les caillots ont diminué de volume, le malade ne sent aucune gène pendant la marche.

Oservation XIII.

Varices de la jambe gauche; *deux injections. Caillot formé loin de la piqûre.*

Jean-Claude B....., âgé de 41 ans, mineur, de Chaumont (Savoie), est couché le 21 mars 1863 au nº 69 de la salle Saint-Sacerdos.

Varices de la jambe gauche depuis longtemps; depuis quatre ans elles ont acquis un volume considérable ; elles couvrent toute la face interne de la jambe, la face postérieure au niveau du mollet, et descendent jusque sur le dos du pied, où elles dessinent très-bien les acades veineuses superficielles.

Opération le 23 mars 1863 : Deux injections de 15 gouttes de liqueur iodo-tannique sont pratiquées à la face interne du membre, l'une au tiers supérieur, la seconde à huit centimètres au-dessous.

Le 25. A la partie interne de la jambe, phlébite avec tous ses symptômes ; mais en regardant la face externe, siége également d'une vive douleur, on s'aperçoit que les veines externes du mollet sont atteintes d'inflammation, quand bien même aucune injection n'a été faite à ce niveau. La communication entre ces deux points à eu lieu sans doute par les veines profondes de la jambe, car, à la partie postérieure, on ne voit sous la peau aucun symptôme de phlébite.

Le 30. Caillots volumineux au niveau des deux injections ; à la partie externe pas de caillots proprement dits, mais des cordons durs sur le trajet des veines. On examine avec soin le mollet, mais il est impossible de trouver sous la peau de la région postérieure, une veine indurée qui indique la marche suivie par la phlébite.

5 avril. Exéat. Guérison des varices de la jambe ; les veines du pied sont encore dilatées pendant la marche.

§ 8. *Cicatrisation rapide des ulcères.*

La cicatrisation rapide des ulcères est un des phénomènes les plus curieux qui suivent l'opération de cure radicale des varices. Ce fait a toujours lieu quelle que soit la méthode employée. Dans le second chapitre, nous avons vu que la dilatation veineuse était la seule cause de la formation et de la prolongation indéfinie de ces plaies ; par conséquent, si on supprime cette cause, en même temps que les varices s'oblitèrent la solution de continuité se ferme ; la cicatrisation qui se produit est remarquable par sa grande rapidité : dès le lendemain de l'opération, l'ulcère commence à guérir ; les jours suivants, lorsque tout le membre inférieur est envahi par les phénomènes consécutifs à l'injection, lorsque la plaie chronique entourée de l'empâtement inflammatoire semble devoir suppurer davantage, on voit au contraire la cicatrisation marcher à si grands pas, qu'il arrive souvent qu'elle est complète, alors que la phlébite n'a pas traversé encore toutes ses phases successives, dont le terme est l'oblitération de la veine. Si l'ulcère est considérable, la guérison sera moins rapide, mais jamais elle ne se fera attendre plus d'un mois. Ils trouveront cette période de temps bien courte, ceux qui ont traité cette affection par des topiques locaux pendant des années entières sans pouvoir parvenir à une guérison complète. Pendant la guérison, il se produit un phénomène particulier, la plaie cesse de suppurer, immédiatement après l'injection, et cet état de sécheresse persiste, tant que la solution de continuité n'est pas fermée.

Voici quelle a été chez nos opérés la marche de la cicatrisation : Le n° 47 présente au-dessus de la malléole interne un ulcère assez grand, datant de cinq mois. Un grand nombre de moyens traitements ont été inutilement employés ; suppuration abondante. Quatre jours après l'injection, il n'existe sur les plaies que quelques croûtes sèches.

Le n° 52 porte des ulcères depuis six ans ; opération des varices le 20 octobre ; le 23 l'ulcère marche rapidement à sa guérison ; le 25, cicatrisation complète. Le n° 53, porteur d'ulcères très-considérables depuis quinze ans, est opéré le 16 juillet 1862 ; le 21 du même mois, les deux ulcères sont fermés. Chez les malades faisant le sujet des observations 17, 18, 19 et 20, la guérison de la maladie s'obtient dans un espace de temps qui ne dépasse pas dix jours. Les n°s 32, 51, 54, 55, 57, 50, 59, 60, sont tous porteurs d'ulcères très-vastes et dont pourtant la cicatrisation est obtenue au bout de quinze jours, en moyenne. Chez les n°s 4, 10, 11, 27, 31, 56, la date de l'oblitération des plaies n'est pas indiquée, mais tous les opérés quittent le service avant un mois et chez tous la guérison est obtenue.

Le n° 22 est atteint d'un ulcère au niveau de la malléole interne, et de varices de la jambeet de la cuisse. On attaque les dilatations veineuses par la cautérisation ; le 31 juillet trois applications de canquoin ; le 8 août l'ulcère est guéri au moment où les eschares commencent seulement à se détacher.

Le n° 26 est opéré de ses varices le 28 août 1862 ; il présente au-dessus de la malléole interne un ulcère grand comme une pièce de 2 francs, qui cesse de suppurer, immédiatement après l'injection ; la guérison de la plaie se produit en huit jours. Un an et demi plus tard, récidive des varices et de l'ulcère ; nouvelle injection ; le malade sort de l'hôpital après dix-huit jours.

Le n° 48 est atteint à la partie inférieure et interne de chaque jambe, d'un ulcère volumineux datant de plusieurs années et ayant résisté à tous les traitements. Opération le 13 janvier ; vingt-trois jours s'écoulent pendant lesquels s'opère la cicatrisation des plaies.

Le n° 50 porte aux jambes depuis six ans des plaies profondes et étendues. Pansement variépendant un mois à l'hôpital, avec les bandelettes de diachylon, le vin aromatique ; 18 juillet, injection de liqueurs iodo-tannique dans les varices de la jambe ; 20 juillet, les ulcères marchent rapidement à la cicatrisation ; 8 août, guérison complète.

Enfin le n° 14, dont nous citons l'observation, nous présente un ulcère assez profond pour amener une nécrose du tibia; guéri en quinze jours.

Observation XIV.

Varices; ulcère ayant amené la nécrose du tibia. — Une injection. — Guérison rapide de l'ulcère.

J.-Armand Maisonneuve, âgé de 49 ans, journalier, domicilié à Luzenay (Isère), est couché le 31 mai 1862 au n° 27 de la salle Saint Sacerdos.

A l'âge de 18 ans, il est atteint d'un phlegmon considérable de la jambe gauche; depuis ce moment des ulcères surviennent chaque fois que le malade fatigue trop. Quatorze fois il est entré à l'hôpital pour obtenir la guérison de ses plaies; toujours avant d'arriver à ce résultat, plusieurs mois se sont écoulés. — En ce moment une ulcération ayant environ 8 centimètres de diamètre, occupe la partie médiane et interne de la jambe, et s'étend en profondeur jusqu'au tibia. L'os est dépouillé de son périoste et rend un son sec lorsqu'on le frappe avec un stylet. — Un paquet variqueux assez considérable siége au-dessus de l'ulcère.

Une portion ovale d'os nécrosé est enlevée huit jours après son entrée.

Opération le 14 juillet 1862. Une injection de 12 gouttes de liqueur iodo-tannique.

Le 19 juillet. Résolution des symptômes inflammatoires.

Le 30. Sortie du malade; la plaie est grande comme une pièce de cinquante centimes; elle se cicatrise rapidement. On lui donne un bas lacé en peau de chien.

§ 9. *Accidents consécutifs à l'opération* (1).

Les accidents qui suivent l'injection de la liqueur iodo-tannique dans les veines sont rares. Dus à des cir-

---

(1) Notre travail était déjà à l'imprimerie, lorsque M. Ollier a eu l'obligeance de nous envoyer un cas de mort survenu à la suite de l'opération des varices par l'injection de liqueur iodo-tannique. — Nous transcrivons l'observation telle que l'a recueillie et rédigée M. Leriche :

Observation.

Louis Garot, âgé de 31 ans, célibataire, exerçant la profession de maçon, né à Peyrat (Haute-Vienne), domicilié à Lyon, est couché le 30 décembre 1866 au n° 108 de la salle Saint-Sacerdos.

Ce malade a été opéré, il y a quatre ans, pour des varices qu'il portait

constances indépendantes de l'opération, ils sont faciles à éviter. Parmi nos observations, nous en trouvons de deux sortes : abcès et gangrène localisée.

D'après M. Desgranges, l'abcès qui survient au niveau de la ponction est petit, s'ouvre ordinairement de lui-même et ne met que quatre ou cinq jours à se déterger d'un petit bourbillon de tissu cellulaire gangrené; la plaie se cicatrise ensuite rapidement. Les abcès que nous avons observés ont présenté une gravité plus grande :

à la jambe droite depuis environ six mois; on l'avait cautérisé au moyen de pastilles de potasse. Les varices avaient disparu pendant près de dix-huit mois.

Au bout de ce temps, il y avait eu récidive à la même jambe. Le malade avait continué néanmoins ses travaux. Enfin, il se décida à entrer à l'hôpital; il portait alors des varices assez volumineuses situées sur le trajet de la saphène interne; on voyait encore au-dessous du côté interne du genou, les cicatrices des pastilles de potasse, au nombre de trois, appliquées sur la même veine.

19 janvier. Injection iodo-tannique, faite au-dessous du tiers supérieur de la jambe. Une constriction exercée préalablement avec une bande circulaire au-dessus de la ponction, est maintenue ensuite.

Le 20. Un peu de gonflement sur le trajet des veines variqueuses. Dans la journée, le malade enlève la bande; on la rétablit dès qu'on s'en aperçoit.

Le 21. Inflammation locale modérée; mais le malade a de la fièvre, des envies de vomir, la langue blanche. Émétique. — Le soir il survient une éruption pustuleuse et éczémateuse qui couvre simultanément la partie supérieure de la jambe droite, les cuisses, la région pubienne, la partie supéro-antérieure de la poitrine, le cou, les épaules, les membres supérieurs, et qui s'accompagne de démangeaisons très-vives. Le malade se gratte avec fureur. Le lendemain, l'épiderme se détache par plaques dans les parties attaquées.

Le 25. Le malade se plaint de sentir un point douloureux du côté droit de la poitrine, et une gêne respiratoire, dont il fait remonter l'origine à deux ou trois jours.

Le 26. Pneumonie déclarée à droite. — Vésicatoire.

Le 27. La nuit a été mauvaise. — Nouveau vésicatoire; oxyde blanc.

Dans la nuit du 27 au 28, fièvre intense, délire.

Mort le 28 à huit heures du matin.

Autopsie. — Le corps ayant été réclamé par la famille, il est impossible c'étaient de véritables phlegmons ; bien qu'ils n'aient été suivis d'aucun accident, nous les redoutons, puisqu'en somme, ils amènent une suppuration de la veine à l'air libre. Cette inflammation survient toujours dans les mêmes conditions, c'est-à-dire quand le malade se lève avant le douzième jour qui suit l'opération. Nous citons à la fin de ce paragraphe, les observations de trois malades, chez lesquels cet accident eut lieu ; chez tous le même effet survint dans des circonstances identiques.

Le n° 15 se lève le neuvième jour, malgré nos recommandations; le lendemain, au niveau des piqûres apparaissent deux petites phlyctènes larges comme une pièce d'un franc, et entourées d'une aréole rouge. Les jours suivants, à ce niveau, se forment deux abcès, ouverts avec le bistouri dix jours plus tard, et qui retiennent au lit le malade pendant vingt jours.

Le n° 16, malgré notre défense, se promène huit jours après son opération; le lendemain apparaissent les premiers symptômes d'un phlegmon. Le n° 18 pour la même cause voit se former un abcès qui retarde sa guérison.

---

de faire l'autopsie complète ; on ne peut qu'enlever les téguments de la partie interne de la jambe, avec la saphène, sans même examiner l'état des veines profondes.

Au niveau des anciennes cautérisations, il y a une oblitération complète du vaisseau, qui est remplacé par un cordon fibreux.

Au niveau de la piqûre du trocart, dans un espace de 3 centimètres environ, on trouve un caillot semi-fluide, de couleur foncée, entouré par les parois très-épaissies de la veine, et limité en haut par l'oblitération que nous avons mentionnée, en bas par un caillot fibrineux.

Ce caillot semi-fluide est pris pour le caillot chimique; cependant des essais minutieux et répétés, tant sur le caillot semi-fluide, que sur le caillot fibrineux, faits par nous d'abord et ensuite par M. Décroix, préparateur de chimie à l'École de médecine, ne peuvent mettre en évidence la présence de l'iode.

Nous n'avons observé qu'une fois la production de la gangrène. Chez le n° 19 au niveau de la piqûre, la peau dans une étendue de 2 centimètres, se mortifia et forma une eschare superficielle sèche et noire. Ce résultat et la douleur qui avait accompagné l'injection, nous font supposer que le liquide s'était répandu dans le tissu cellulaire. Par contre, dans l'observation 18, l'extrémité de la canule se casse au milieu de l'opération; mais l'injection faite dans le tissu cellulaire n'amène pas de mortification. Enfin le malade sujet de l'observation 20 présente des phénomènes généraux plus graves que d'ordinaire, qui cèdent à l'emploi des purgatifs.

Observation XV.

Varices de la jambe droite, trois injections; deux abcès consécutifs à l'opération.

Etienne Foillard, âgé de 24 ans, tonnelier, né à Fleurie (Rhône), est couché, le 26 novembre 1861, au nº 35 de la salle Saint-Sacerdos. Hérédité du côté de la mère. — Varices de la jambe droite situées sur la partie externe du mollet et sur toute la face interne du membre inférieur jusqu'à la partie moyenne de la cuisse, et sur le bord interne du pied.

Opération le 29 novembre. — 3 injections pratiquées l'une à la partie inférieure de la cuisse, l'autre au-dessous du genou, la troisième à la partie moyenne de la jambe.

7 décembre. Résolution de l'inflammation; le malade se lève malgré nos recommandations.

Le 8. Il se forme au niveau des deux piqûres inférieures, deux petites phlyctènes, larges comme une pièce d'un franc et entourées d'une aréole rouge.

Le 10. Formation de deux abcès au niveau des deux piqûres.

Le 20. Ouverture des abcès avec le bistouri.

La cicatrisation se fait peu à peu et le malade sort guéri le 9 janvier; Les varices persistent dans plusieurs points non injectés.

Il revient à l'hôpital le 24 novembre; l'oblitération des veines persiste au niveau des anciennes injections.

28 novembre. Quatre nouvelles injections sont pratiquées.

18 décembre. Exéat. Guérison.

Observation XVI.

Varices de la jambe gauche; 3 injections; abcès consécutif; guérison.

Honoré Georges, âgé de 69 ans, voiturier, est couché, le 8 septembre 1864, au n° 69 de la salle Saint-Sacerdos. — Paquets variqueux situés au niveau de la tubérosité interne du tibia et au-dessus de la malléole interne; saphène variqueuse jusqu'au milieu de la cuisse.

9 septembre *opération* : 3 injections. Phlébite consécutive.

Le 17. Le malade ne souffrant plus, se promène dans la salle malgré notre défense.

Le 18. Commencement de phlegmon au niveau de la piqûre inférieure.

Le 19. L'inflammation est limitée à un cercle ayant environ huit centimètres de diamètre. Fluctuation.

Le 21. Ouverture de l'abcès; écoulement de pus abondant; les jours suivants, continuation de la suppuration.

Le 26. La suppuration se tarit un peu.

11 octobre. Guérison complète. Exéat.

Observation XVII.

Varices; ulcères; 3 injections; abcès consécutif; guérison rapide de l'ulcère.

Thomas Legou, âgé de 43 ans, voiturier, est couché le 1er novembre 1863, au n° 3 de la salle Saint-Sacerdos.

Depuis 23 ans, varices énormes formant des renflements sur la partie interne du membre inférieur droit depuis le pli de l'aine jusqu'à la malléole. La phlébectasie occupe également la jambe gauche. Ulcère très-vaste à droite.

Opération le 4 novembre. 3 injections. Phlébite consécutive. L'ulcère est cicatrisé en neuf jours. — A ce moment il veut marcher malgré nos conseils. Le lendemain formation d'un abcès qui retarde d'un mois la guérison.

Exéat le 13 décembre 1863.

Observation XVIII.

Varices; ulcère de la malléole externe donnant lieu à des hémorrhagies; injection de liqueur iodo-tannique dans le tissu cellulaire; pas d'accidents.

Julien Paroisse, âgé de 26 ans, charron, né à Marsille-Robert (Ille-et-Vilaine), domicilié à Lyon, est couché, le 5 janvier 1865, au n° 21 de la salle Saint-Sacerdos.

Varices des faces antérieure et externe de la jambe dorsale du pied.

Ulcère de la malléolle externe qui donne lieu à des hémorrhagies après une fatigue quelconque.

Opération le 9 janvier. 2 injections sur la face externe de la jambe; après la seconde, en retirant la canule, on s'aperçoit que son extrémité s'est brisée, que l'injection s'est répandue en partie dans le tissu cellulaire et qu'un petit thrombus s'est produit.

Le 12. L'épanchement du liquide s'est résorbé, sans produire d'accidents. Phlébite.

Le 16. L'ulcère est cicatrisé.

Le 22. Exéat.

Observation XIX.

Pierre Baisse, âgé de 60 ans, maçon, né à Blanot (Saône-et-Loire), domicilié à Tournus, est couché, le 15 juillet 1862, au n° 75 de la salle Saint-Sacerdos.

Depuis trente-cinq ans, deux ulcères larges comme la main sont situés sur les faces externe et interne de la jambe gauche; trois paquets variqueux principaux dans la même région.

Opération le 18 juillet 1862. Trois injections, la dernière est très-douloureuse, elle a été faite sur le paquet variqueux le plus inférieur.

Le 20. Phlébite; les indurations sont très-douloureuses, mais surtout au niveau de la piqûre, située inférieurement. Immédiatement au-dessous, on remarque une étendue de peau ayant une largeur de 1 centimètre et une longueur de 2, qui, noire et sèche, présente tous les caractères d'une eschare.

Le 28. Chute de l'eschare; guérison des ulcères. Résolution de la phlébite.

Le 30 août. Exéat; la cicatrisation de la partie mortifiée s'est faite très-lentement.

Observation XX.

L. M...., âgé de 53 ans, mineur, domicilié à Couzon, est couché, le 23 décembre 1863, au n° 75 de la salle Saint-Sacerdos.

Varices depuis trente ans; ulcère grand comme une pièce de 5 francs, au-dessus de la malléole interne. Varices du mollet et de la moitié inférieure de la partie fémorale de la saphène.

Opération le 6 janvier. Trois injections : l'une au niveau du genou, l'autre au niveau du mollet, la troisième à la partie antérieure et inférieure de la jambe.

Le 10. Phlébite intense de toute la jambe; rougeur érysipélateuse, empâtement très-grand. Phénomènes généraux très-marqués, malaise, céphalalgie, langue saburrale, envies de vomir, etc. — Purgation avec l'eau de Sedlitz, le 10 et le 12 janvier.

Le 13. Résolution des phénomènes inflammatoires. Etat général bon.

Le 25. Exéat. Cicatrisation de l'ulcère; induration des paquets variqueux.

CHAPITRE V

PRÉÉMINENCE DE L'INJECTION DE LIQUEUR IODO-TANNIQUE SUR LES AUTRES MÉTHODES EMPLOYÉES DANS LE TRAITEMENT DES VARICES.

Nous avons divisé les diverses méthodes de traitement en trois classes : la première comprend les procédés qui produisent une phlébite à l'air libre et qui doivent être complétement rejetés de la thérapeutique. Les deux autres renferment les opérations employées de nos jours qui amènent une phlébite soit à l'abri du contact de l'air, soit en communication avec lui par une étroite ouverture seulement : ce sont la cautérisation et l'injection par le perchlorure de fer d'une part ; de l'autre les épingles de MM. Velpeau et Davat, et la ligature sous-cutanée de MM. Gagnelée et Ricord (1). Nous allons les comparer à l'injection de liqueur iodo-tannique, en tâchant de démontrer que ce dernier moyen est préférable aux autres.

Pour cela nous allons étudier successivement ces différentes méthodes au point de vue de l'innocuité, de la difficulté du manuel opératoire, des accidents consécutifs, de la douleur produite, de la formation des caillots, des cicatrices, de la rapidité du traitement, enfin des récidives.

(1) Nous ne parlons ni des serres-fines de Vidal ni de la suture enchevillée de M. Verneuil, procédés inusités, ni de la section sous-cutanée aussi dangereuse que la section simple.

Pour porter un jugement définitif sur les nombreux traitements des varices, trop peu d'observations des succès et des revers consécutifs à cette opération existent dans la science. Nous ne pouvons donc que résumer les appréciations des différents auteurs qui ont écrit sur ce sujet.

1° *L'innocuité* est la première qualité que l'on réclame d'une opération, surtout quand elle est applicable à une maladie peu dangereuse en général, contre laquelle le plus souvent un traitement actif n'est pas d'une nécessité absolue : c'est donc à ce point de vue surtout que la comparaison des différentes méthodes de cure radicale des varices présente quelque utilité ; l'innocuité plus ou moins grande d'une opération devra la faire choisir ou la faire rejeter par le chirurgien. Comment reconnaître celles qui présenteront cet avantage précieux ? En suivant, nous l'avons vu plus haut, les indications de Bonnet : les seuls procédés non dangereux sont ceux qui produisent une phlébite à l'abri du contact de l'air. C'est là le critérium qui va nous permettre d'apprécier les moyens de traitement en usage de nos jours.

Les ligatures et les épingles que nous avons étudiées déjà, forment une petite plaie veineuse en contact avec l'air extérieur par une étroite ouverture. Ces procédés ne sont en général pas suivis d'accidents, mais au moment des épidémies d'infection purulente et d'érysipèle, ils peuvent devenir le point de départ d'une de ces maladies générales. C'est ce qui est arrivé à MM. Velpeau et Davat : un grand nombre de succès avaient fait croire à chacun d'eux leur méthode non dangereuse ; une épidémie survint, et deux opérés de varices moururent de fièvre purulente (1). Dans les hôpitaux, foyer habituel des affections contagieuses, ces méthodes opératoires trouveront très-rarement leur application.

La cautérisation jusqu'à présent est d'une innocuité complète. Nous ne parlons pas de la cautérisation pratiquée soit avec la potasse caustique, soit avec la poudre de Vienne, qui a donné lieu à cinq cas de mort (2), mais de celle recommandée en dernier lieu par Bonnet : application successive de poudre de Vienne et de pâte de Canquoin. Sur environ 2,000 opérations, dit M. Philippeaux (3), jamais il n'est survenu aucun accident mortel.

Malgré ce chiffre éloquent, doit-on en se servant de ce procédé jouir d'une sécurité complète? Nous ne le pensons pas : le chirurgien doit toujours craindre un accident dans les opérations pratiquées sur les veines : « Dans les cas de cautérisation, dit M. Verneuil (4), l'inflammation de voisinage peut être très-vive et se propager, soit à la peau, soit au tissu cellulaire sous-cutané ; de là la possibilité d'érysipèles plus ou moins étendus, avec ou sans symptômes généraux et de phlegmons, qui à la vérité se terminent le plus souvent par résolution, mais peuvent aussi donner naissance à des abcès. A. Bérard n'a jamais vu survenir de phlegmons diffus; mais trois ou quatre fois l'inflammation s'est développée sur plusieurs points du membre, et des abcès se sont formés sur le trajet de la veine variqueuse à une

(1) Journal des connaissaaces médico-chirurgicales, 1838, page 97, et Gazette des hôpitaux, 1839, page 225.

(2) Bonnet, Bérard, Laugier. Loc. cit.

(3) Traité de la cautérisation.

(4) Revue de thérapeutique médico-chirurgicale, 1854.

distance assez grande du lieu cautérisé, soit du côté du tronc, soit du côté des extrémités. »

Dans ces derniers cas, on a une phlébite suppurative à l'air libre; on doit donc craindre des accidents sérieux. Dans l'observation du nº 24, le même fait se présente et devait nous causer les mêmes craintes; en effet, après la chute des deux eschares, en pressant sur la veine entre le premier et le second point cautérisé, on faisait sortir par les deux bouts de la veine, des caillots et un peu de sang. L'intérieur du vaisseau était en communication avec l'air extérieur.

L'injection du perchlorure de fer dans les veines, présente un danger plus grand que la cautérisation. En effet, les suites de l'injection sont différentes, selon le degré, d'inflammation qui se développe. Dans un premier degré le plus ordinaire, on obtient une phlébite simple suivie de l'oblitération du vaisseau; dans un second, beaucoup plus rare, lorsque la liqueur est trop concentrée, ou sous l'influence d'autres causes variables, le caillot est éliminé par un abcès d'expulsion ; cette suppuration de la veine à l'air libre peut se terminer par la résorption purulente et la mort.

M. Debout (1) a cité à la Société de chirurgie l'histoire d'un malade qui mourut de phlébite à la suite d'une injection de huit gouttes de perchlorure de fer à 30° Baumé.

M. Desgranges eut un cas de mort (2) dans des circonstances semblables. Enfin M. Eugène Soulé, chirurgien de l'hôpital Saint-André à Bordeaux, sur quinze

(1) Bulletin de la Société de chirurgie, tome III.

(2) Cité par M. Gauthier ; Thèses de Montpellier, 1860.

opérations de varices par le perchlorure, eut trois cas de phlegmons locaux et un cas de mort par résorption purulente. Comme les faits de cette nature sont assez rares, je ne crois pas inutile de citer cette dernière observation (1) :

OBSERVATION.

Julien Gros, marin, âgé de 68 ans, entré à l'hôpital pour deux vastes ulcères qui occupent une grande partie de la face interne et postérieure des deux jambes. Les veines saphènes externe et interne sont variqueuses des deux côtés et présentent des flexuosités nombreuses, que l'on peut suivre jusqu'au voisinage des deux ulcères ; deux injections sont pratiquées : celle du côté gauche est suivie d'un abcès très-limité et dont la cicatrisation a lieu très-rapidement.

Les deux ulcères se cicatrisent avec une très-grande rapidité, comme nous l'avons toujours remarqué dans les faits analogues.

Le vingt-cinquième jour après l'injection, le malade est pris de fièvre, de vomissements, et un abcès phlegmoneux se développe avec rapidité à la partie supérieure de la cuisse droite. En ponctionnant cet abcès, un rameau veineux d'un certain calibre est ouvert et une hémorrhagie assez forte a lieu.

Quelques jours après, le malade est repris de frissons et succombe avec tous les symptômes de l'infection purulente. A l'autopsie, on trouve du pus dans les veines et des abcès métastatiques.

Quelle a été l'origine de l'infection purulente ? Est-ce l'injection ou bien la plaie veineuse pratiquée en ouvrant l'abcès ? J'avais donc raison de placer à côté de ce cas de mort un point d'interrogation. Cet homme était porteur d'ulcères qui suppuraient beaucoup et qui se sont trouvés brusquement supprimés.

Comme innocuité, l'injection de liqueur iodo-tannique dans les veines, se rapproche de la cautérisation. Parmi les malades dont nous avons pris les observations, nous n'avons jamais vu survenir l'infection purulente. En effet, le liquide que nous employons, beaucoup moins actif que le perchlorure de fer, est inca-

(1) De l'injection du perchlorure de fer dans le système veineux considéré comme moyen de guérir les varices et les ulcères rebelles des membres inférieurs. Bordeaux, 1856.

pable de produire cet excès d'inflammation, dont le terme est un phlegmon local pouvant être le point de départ d'accidents généraux (1).

2° Comme *manuel opératoire*, la méthode de l'injection n'a pas la simplicité brutale de la cautérisation ; mais elle est beaucoup plus facile à exécuter que les procédés par les épingles de MM. Velpeau et Davat, ou la ligature de MM. Gagnebé et Ricord. De plus, ces divers moyens ont le tort que n'a pas l'injection, de détruire tout ce qui environne la veine, nerfs et lymphatiques. Le caustique détruit la peau, ce qui est inutile dans tous les cas, sans faire éprouver quelquefois de perte de substance à la veine. « On s'expose certainement de cette façon, dit M. Verneuil, à l'hémorrhagie, à la phlébite, ou tout au moins à un résultat incomplet, car la veine dont le sang aurait été seulement coagulé, pourrait redevenir perméable. D'autres fois le caustique, incertain et aveugle dans son application, agissant trop profondément, amène la nécrose du tibia observée une fois par M. Laugier, ou même l'ouverture des articulations, lorsqu'il est appliqué au genou ou près des malléoles.

Enfin la cautérisation, de même que l'épingle de M. Velpeau, laisse de larges, profondes et indélébiles *cicatrices*, qui sont vulnérables et sujettes à se rouvrir, soit spontanément, soit par suite de contusions ou de frottement.

3° La *douleur* produite par l'introduction du liquide iodo-tannique dans les veines est nulle. Nous avons vu en effet que sur 60 malades et sur 164 injections, deux

(1) Voir aux accidents consécutifs, 4me chapitre.

fois seulement l'opéré se plaignit d'une vive douleur; dans ce cas, il est probable qu'un peu de la liqueur s'était répandue dans le tissu cellulaire circonvoisin. Pour le perchlorure de fer, la sensation douloureuse très-vive se produit dans les mêmes circonstances ; au moment de l'injection, le malade ne ressent qu'une cuisson légère.

Les souffrances qui accompagnent pendant vingt-quatre heures l'emploi du caustique de zinc sont horribles ; souvent même elles se prolongent durant deux ou trois jours; chez quelques opérés elles persistent après plusieurs mois. Aussi il en est un peu de la cautérisation comme de l'extirpation : beaucoup de malades trouvent le remède pire que le mal.

La douleur produite par les épingles et la ligature est très-pénible, et persiste pendant toute la durée du traitement qui dure plusieurs jours, comme chacun le sait.

4° *Les accidents consécutifs* aux opérations, sur les varices sont pour les méthodes de MM. Velpeau, Davat et Ricord, l'érysipèle surtout fréquent dans les hôpitaux ; pour la cautérisation, les phlegmons locaux, comme le rapporte A. Bérard.

L'engorgement éléphantiasique du membre a été observé plusieurs fois par M. Lenoir, chirurgien de l'hôpital Necker (1), sur d'anciens sujets opérés par A. Bérard. Le membre était énorme, pesant, la marche très-gênée. M. Lenoir pense que la destruction des vaisseaux lymphatiques sous-cutanés, satellites de la saphène, et que le caustique ne saurait ménager, est la cause principale de cette infirmité ultérieure contre la-

(1) Cité par M. Verneuil.

quelle on luttera peut-être, au moyen d'une compression bien faite.

L'emploi du perchlorure de fer est assez fréquemment suivi de la formation d'abcès; presque toujours alors, le malade s'est levé trop tôt. Sur 33 malades, M. Caron vit une fois se former sur la jambe opérée plusieurs phlegmons; au moment où ils sont guéris, apparaît un érysipèle qui s'étend sur toute la jambe et le pied, et forme deux nouveaux abcès au niveau des bosselures produites par l'injection. M. Soulé sur 14 malades eut quatre fois des phlegmons, dont un se termina par la mort.

Une gangrène localisée au niveau de la piqûre accompagne assez souvent l'opération par le perchlorure. M. Caron cite 5 cas sur 33 observations. Ce phénomène est produit par la présence du sel de fer dans le tissu cellulaire, après l'injection d'une grande quantité de liqueur. La profondeur de l'eschare est variable, allant quelquefois jusqu'au vaisseau; son élimination et la cicatrisation de la plaie n'offrent rien de particulier.

L'élimination du caillot se produit toujours quand on a employé du perchlorure à un degré de concentration trop considérable; quelquefois aussi lorsque le liquide est normal; trois fois cet accident survint chez les malades de M. Caron. L'érysipèle apparut deux fois sans cause appréciable.

Enfin un accident décrit pour la première fois par M. Desgranges, consiste en de petites élévations fluctuantes, de la grosseur d'un pois, d'une couleur noirâtre ou brune, paraissant surtout sur la peau amincie, au

(1) Loc. cit.

moment de la résolution inflammatoire ; ne s'ouvrant pas spontanément, laissant écouler, après l'ouverture avec la lancette, une goutte sanieuse formée par des globules sanguins altérés, et des masses d'oxyde de fer ; les petites plaies qui en résultent, guérissent rapidement et spontanément. Ces petites tumeurs ont été nommées *boutons vasculaires ;* elles ont été observées par tous les chirurgiens qui emploient le perchlorure. M. Caron en a observé deux cas. Si nous résumons maintenant les accidents locaux produits à la suite de l'injection par le perchlorure, nous trouvons que sur 33 malades, M. Caron nota douze fois des complications ; ce chiffre ne doit-il pas faire hésiter le chirurgien se disposant à faire une injection avec le perchlorure de fer ?

L'emploi de la liqueur iodo-tannique est suivi très-rarement d'accidents pareils ; parmi les 60 faits par nous observés, nous trouvons trois abcès produits non par l'opération, mais par la négligence du malade, qui se lève de son lit avant le douzième jour ; une fois une plaque de gangrène très-limitée, une fois des boutons vasculaires, chez le malade qui fait le sujet de l'observation XXXII ; enfin, une fois nous avons noté un état général d'embarras gastrique plus sérieux que de coutume.

5° La *longueur du traitement* des varices est beaucoup moins considérable par l'injection iodo-tannique que par la cautérisation avec la pâte de Canquoin. Parmi nos 60 malades, 40 sortirent du service complétement guéris, après un temps qui a varié de quinze à vingt jours. Telle est la période de temps moyenne exigée pour la cure des varices par ce mode de traitement. En effet, si d'autres malades sont restés plus longtemps avant de quitter l'hôpital, ce retard était dû à des circonstances diverses indépendantes de la méthode; pourtant, dans 7 cas, la guérison, sans présenter rien d'irrégulier, se fit attendre de vingt à trente jours. Chez trois autres malades les varices étaient compliquées d'ulcères très-vastes et très-profonds qui nécessitèrent la continuation d'un traitement, quelques jours après que les veines variqueuses furent oblitérées. Dans trois cas, la complication d'abcès retarda la guérison; chez deux malades, les piqûres, au lieu d'être pratiquées le même jour, ne le furent que successivement à plusieurs jours d'intervalle; dans les deux cas de phlébite de la saphène interne dans tout son trajet, la maladie dura une fois 26 jours, une autre fois, 36. Enfin, chez un dernier malade survinrent des accidents syphilitiques qui le retinrent 90 jours à l'hôpital. En résumé, on peut dire que la longueur du traitement des varices par l'injection est en moyenne de vingt jours.

Au contraire, par la cautérisation, la chute des eschares est très-lente, la cicatrisation des plaies très-lente également. Ainsi, chez quatre de nos malades, on employa la cautérisation comme moyen de traitement; chez le premier, la guérison se fit attendre 43 jours; chez le second, 52 jours; chez le troisième, 80 jours; on avait, dans ce cas, fait trois applications de caustique sur la saphène. Enfin, chez le quatrième, qui fait le sujet de l'obseravtion 21, sur une jambe on avait employé la cautérisation, sur l'autre, l'injection : dans le premier cas, la durée de la guérison fut de 22 jours; dans le second, de 10 jours seulement.

6° Enfin, comme *formation des caillots*, les injections présentent une incontestable supériorité sur les autres méthodes; ce point est pour nous d'une très-grande importance : en effet, pour obtenir la guérison de la maladie, il faut oblitérer toutes les veines superficielles dilatées; or, tandis que l'injection oblitère la veine dans un trajet d'une certaine étendue, ordinairement de 6 à 8 centimètres, mais qui peut s'étendre beaucoup plus loin (nous avons vu des caillots oblitérer la saphène dans toute sa longueur), tandis qu'avec ce procédé, on peut pratiquer un grand nombre de piqûres sur le même membre sans inconvénient; par les épingles, les sutures ou la cautérisation, au contraire, il est impossible, de multiplier les opérations; pourtant la chose serait plus nécessaire que par toutes les autres méthodes, les ligatures ou le caustique ne produisant qu'une phlébite très-limitée, en sorte qu'entre chaque point oblitére existent des veines variqueuses formant, quelques jours après la sortie du malade, ce qu'on a nommé des récidives qui ne sont autre chose que des varices non guéries.

Entre le perchlorure de fer et la liqueur iodo-tannique, il existe une différence, soit pour la formation du caillot, soit pour sa durée. Le caillot a une tendance à se propager dans la veine, pour peu qu'elle soit rectiligne; « mais ce résultat, dit M. Desgranges, est obtenu plus souvent avec l'iodure de tannin qu'avec le sel de fer, comme si ce dernier, par sa grande force hémoplastique, s'emprisonnait dans un espace limité. Sans doute le caillot de perchlorure de fer peut s'allonger et oblitérer une étendue notable de la veine; mais, toutes choses égales d'ailleurs, la liqueur iodo-tannique produit plus sûrement cet effet. »

7° Comme persistance du caillot, il existe une différence très-grande entre celui formé par le perchlorure de fer et celui conséquence de la liqueur iodo-tannique. Dans le premier cas, le sel de fer, véritable corps étranger dans le vaisseau, forme pendant plusieurs années une tumeur dure au niveau de l'injection, comme si une balle de fer s'était enkystée dans les tissus. Il n'en est pas de même pour le caillot produit par l'iodure de tannin; soluble, nous l'avons vu, dans les solutions alcalines, il peut être dissous par les chlorures du sang. Aussi ne retrouve-t-on plus le caillot chez les malades revus après un an. Est-ce à dire que les veines injectées sont redevenues perméables au sang? Tant que des autopsies ne seront pas venues éclairer ce point d'anatomie pathologique, il est impossible de rien affirmer; mais pourtant il nous semble, avec M. Verneuil, que l'oblitération de la veine est produite surtout par l'adhésion des parois internes et qu'elle persiste, qu'il y ait ou non dans la veine un corps étranger.

Dans les opérations qui suivent, l'opération, pratiquée à l'aide du canquoin, permet de comparer la cautérisation et l'injection au point de vue de la marche et de la durée du traitement.

Observation XXI.

Varices des deux jambes : cautérisation d'un côté, injection de l'autre; comparaison des résultats.

Mathieu Bergeron, âgé de 58 ans, cultivateur, est entré le 26 mai 1860 à l'Hôtel-Dieu de Lyon, est couché au n° 5 de la salle Saint-Sacerdos. Sa jambe gauche présente une saphène interne très-volumineuse; un renflement variqueux énorme à la partie supérieure du mollet; enfin d'autres noyaux dilatés sur les parties latérales de la jambe et sur la face dorsale du pied. A droite, un paquet de varices au-dessus du creux poplité; la saphène interne est également très-volumineuse à la cuisse; sur toute la surface de la jambe et du pied se remarquent des dilatations en forme de tumeurs. Le début de la maladie date de quinze ans;

depuis dix-huit mois, fatigue extrême qui oblige le malade à cesser son travail.

Opération le 8 juin : Jambe gauche : deux injections de 12 gouttes chacune de liqueur iodo-tannique ; l'une faite un peu au-dessus du genou dans la saphène, l'autre dans le paquet variqueux du mollet.

Jambe droite : une application de pâte de Vienne et de chlorure de zinc au niveau du genou.

Le 10. Autour des piqûres rougeur très-prononcée ; on sent un caillot volumineux et douloureux au toucher, entouré d'un peu d'œdème inflammatoire. Sur la jambe droite, eschare sèche entourée d'une rougeur diffuse. Depuis le moment de l'opération le malade souffre beaucoup à ce niveau.

Le 18. Résolution de la phlébite du côté gauche; caillots très-durs au niveau des piqûres, l'eschare de la jambe droite n'est pas encore détachée.

Le 30. L'eschare est tombée depuis huit jours, la plaie est cicatrisée, le malade peut marcher sans fatigue.

Observation XXII.

Claude Huvet, âgé de 43 ans, tisseur, né à Bonnefamille (Isère), demeurant à Lyon, est couché le 28 juillet 1860 au nº 59 de la salle Saint-Sacerdos. Masses variqueuses sur le coude-pied et les faces interne et postérieure de la jambe. Hérédité très-marquée : son père était porteur de nombreuses varices et d'un ulcère qu'il garda trente-huit ans.

Il a 7 frères dont 4 ont des varices et une sœur qui souffre aussi de la même maladie. Depuis l'âge de 14 ans, c'est-à-dire depuis vingt-neuf ans ses veines sont dilatées : Durant les treize premières années, il ne fut pas très-incommodé de cette affection, mais à cette époque survint un ulcère, conséquence d'une plaie, qui lui causa une grande gêne ; il entra à l'Hôtel-Dieu (1844) et fut traité par M. Pétrequin, au moyen de trois applications de canquoin.

Il resta cinq années sans être incommodé, puis, peu à peu les varices sont revenues, gênant de plus en plus son travail ; en ce moment il est complétement empêché.

Opération par M. Delore le 31 *juillet*. Trois applications de pâte de Vienne.

8 août. Chute de deux eschares, deux jours après chute du troisième cicatrisation de l'ulcère.

21 septembre. Le malade sort de l'hôpital. Les plaies sont cicatrisées.

Ce malade est mort deux ans après ; nous n'avons pu avoir aucun détail sur sa dernière maladie.

Observation XXIII.

Varices; cautérisation; durée de la guérison: 42 jours.

Bonnet Pourpet, âgé de 27 ans, forgeron, né à Éclose (Isère), demeurant à Lyon, est couché le 17 septembre 1855 au nº 26 de la salle Saint-Philippe. Varices du côté droit; deux applications de chlorure de zinc, le lendemain de son entrée; guérison et sortie le 30 octobre.

Observation XXIV.

Ulcères variqueux; cautérisation; issue des caillots; durée de la guérison: 80 jours.

Pierre Monin, âgé de 52 ans, journalier, né à Moissieu (Isère), demeurant aux Roches de Condrieux, est couché le 26 juin 1864 au nº 36 de la salle Saint-Sacerdos. Sa mère portait des varices et un ulcère considérable dont elle est morte. Varice énorme de la saphène présentant les dimensions et les sinuosités du gros intestin d'un fœtus à terme. Jambe couverte de dilatations droites et en paquets; le tiers inférieur, siége d'un ulcère l'hiver dernier, est couvert en ce moment d'un eczéma causant un prurit très-vif.

Opération le 2 juillet. Trois applications de caustique; au tiers supérieur de la jambe, au-dessus du genou et au tiers moyen de la cuisse sur le trajet de la saphène.

Pendant deux jours, souffrances très-grandes qui se prolongent un peu moins fortes jusqu'au 12 juillet. Phlébite.

Le 12. Chute des eschares dans lesquelles on retrouve une portion de la veine grosse comme le doigt.

Les jours suivants, cicatrisation des plaies; on sent dans la saphène de gros caillots qui la font ressembler à un cordon sinueux très-dur.

Le 28. En pressant sur la veine entre la première et la seconde plaie, on fait sortir des caillots et un peu de sang par les deux bouts.

18 août. Cicatrisation des deux plaies supérieures; l'inférieure est recouverte d'une croûte qui laisse échapper du sang de temps en temps. On arrête facilement l'hémorrhagie par la compression.

20 septembre. Huit hémorrhagies successives, peu dangereuses, arrêtées par la compression. En ce moment cicatrisation des plaies. *Exeat.*

CHAPITRE VI.

DE LA CURE RADICALE DES VARICES.

La cure radicale des varices ne peut être obtenue ; en effet, toutes les méthodes opératoires employées contre cette maladie ont pour effet de guérir les veines superficielles sans atteindre les veines profondes, point de départ et siége réel de la maladie. Faut-il conclure de ce fait qu'ils sont inutiles les moyens de traitement employés contre la phlébectasie? Nous ne le pensons pas ; nous croyons, au contraire, que le traitement actif de la phlébectasie est très-utile, souvent même nécessaire (nous ne parlons en ce moment que des varices essentielles, les dilatations symptomatiques des veines, nous l'avons vu plus haut, devant toujours être respectées). Il est vrai que la cure radicale des varices profondes ne peut être obtenue, puisque nos moyens de traitement ne les atteignent pas ; cependant peut-être l'injection pourrait-elle, pénétrant profondément, oblitérer et guérir les dilatations cachées dans l'épaisseur des muscles ; dans les observations 22 et 23, nous avons vu deux exemples de caillots formés au loin, qui sembleraient prouver la pénétration du liquide dans les vaisseaux de l'intérieur ; mais deux faits ne suffisent pas pour servir de base à une telle assertion ; l'impossibilité de la cure des veines profondes doit être admise jusqu'à nouvelle preuve.

Du reste, nous l'avons vu, c'est la dilatation des veines superficielles et non celle des vaisseaux profonds qui est la source principale des accidents graves et des inconvénients sérieux; c'est donc surtout à propos de la phlébectasie sous-cutanée que l'on se demandera si la cure radicale doit être tentée. Dans ces cas, quelques auteurs, se fondant sur le peu de durée de la guérison, repoussent toute espèce de traitement actif : La récidive, disent-ils, ne vient-elle pas constammant détruire l'ouvrage du chirurgien? A quoi sert une opération quelquefois grave pour guérir une maladie qui doit se renouveler dans un espace de temps très-court? Ce danger des récidives est beaucoup moins grand en réalité qu'il semble l'être; en l'étudiant de près, nous allons voir que cette crainte ne doit jamais faire repousser le traitement mais, au contraire, indiquer au chirurgien la manière dont il devra opérer les varices. On peut dire, en effet, qu'il est deux catégories de récidives : les vraies et les fausses, celles qui sont réellement des récidives et celles qui n'en sont pas. Expliquons-nous sur ces dernières, de beaucoup les plus fréquentes.

Lorsqu'un chirurgien examine un malade demandant la guérison de ses varices, il constate dans les cas ordinaires, qu'elles occupent toute l'étendue des faces interne et postérieure de la jambe; si, par la pensée, réunissant bout à bout toutes ces veines variqueuses, il tâche d'apprécier approximativement leur longueur, il peut voir qu'elles ont une étendue de plusieurs mètres; disons deux mètres, pour parler avec plus de précision, mais notons que le plus souvent ce chiffre est inférieur à la réalité, comme on peut le voir sur les préparations de M. Verneuil, déposées au musée Dupuytren. Pour obtenir, dans ce cas, la cure radicale des varices, il est nécessaire d'oblitérer celles-ci dans toute leur étendue, c'est-à-dire qu'il faut obtenir un ou plusieurs caillots de 2 mètres de longueur. On voit immédiatement que la plupart des procédés, loin d'atteindre ce résultat, en sont fort loin : par les épingles ou les ligatures, le caillot obtenu ne dépasse jamais 6 centimètres; en admettant quatre opérations sur la même jambe, on a une oblitération des varices dans une étendue de 24 centimètres au maximum; reste donc plus d'un mètre et demi de veines malades non atteintes par le traitement. De même pour la cautérisation : admettons que le caillot atteigne 10 centimètres de longueur après trois applications du caustique, la veine malade est oblitérée dans une étendue de 30 centimètres, résultat trop faible encore pour l'étendue du mal.

Pour l'injection il en serait autrement si les piqûres étaient multipliées; mais comme ordinairement on ne fait jamais plus de trois ou quatre opérations sur le même membre, l'oblitération que l'on obtient ne dépasse jamais 50 centimètres; en sorte que cette méthode, qui donne comme longueur les résultats les plus remarquables, dans la plupart des opérations, n'atteint même pas le tiers des veines malades.

On le voit, employés comme ils le sont d'ordinaire, les procédés de cure radicale ne peuvent atteindre le but que l'on doit se proposer, l'oblitération entière des varices. Quelle est la conséquence de ce fait? La guérison incomplète de l'opéré, la persistance de la plupart des dilatations veineuses; mais aussi, quelques mois plus tard, lorsque le malade viendra se plaindre des mêmes accidents qu' autrefois et réclamer de nouveau les secours de la chirurgie, il ne faudra pas prendre pour de nouvelles dilatations d'anciennes varices non opérées et non guéries. C'est ainsi que les faits se passent chez la plupart des opérés que l'on donne comme exemples de récidive. Parmi les observations placées à la fin de ce chapitre, le numéro 27 est remarquable comme preuve de ce que nous disons : il présente des varices de toute la face interne de la jambe et un ulcère de la malléole ; après trois injections pratiquées au-dessous du genou, il éprouve une certaine amélioration ; son ulcère se cicatrise, mais les dilatations veineuses des deux tiers inférieurs de la jambe persistent. Six mois plus tard, la gêne douloureuse du membre et l'ulcère reparaissent ; nouvelles injections à la partie moyenne de la jambe ; pendant un an l'ulcère reste cicatrisé. A cette époque troisième opération qui laisse encore quelques varices ; depuis quatre ans le malade peut exercer sans gêne son métier, et si l'ulcère a reparu plusieurs fois au lieu de passer à l'état chronique, il a suffi du repos pour le guérir avant huit jours. Si on oblitérait les quelques autres veines dilatées de ce malade, une cure radicale, nous n'en doutons pas, serait obtenue. Le plus souvent donc, le mot récidive s'applique à tort à des varices non guéries ; il suffira d'oblitérer toutes les veines malades pour n'avoir plus à se préoccuper de cet accident.

Les récidives vraies existent ; de nouvelles dilatations peuvent se former, soit au niveau des veines oblitéreés, soit dans d'autres régions. Dans le premier cas, les vaisseaux, qui ont été le siége de la phlébite, comme la saphène interne, par exemple, peuvent-ils redevenir perméables au bout d'un certain temps ? Nous ne saurions le dire; la coagulation, dans cette veine, ne s'est produite dans nos observations que trois fois, et nous n'avons pas revu les malades. Chez les autres opérés que nous avons observés plusieurs années après l'injection, nous avons toujours constaté qu'au niveau des piqûres, les vaisseaux n'avaient pas été le point de départ de nouvelles dilatations. Dans la formation de nouvelles varices, le travail pathologique d'hypertrophie marche avec une lenteur extrême et présente des intermittences très-longues. Aussi se passera-t-il, après une opération ayant atteint tous les vaisseaux malades, une longue période d'années avant que les nouvelles dilatations aient acquis un développement assez grand pour incommoder le malade.

Du reste, par les moyens préventifs dont nous avons parlé, on peut s'opposer, dans une certaine mesure, au développement ultérieur de la phlébectasie.

En résumé, la cure des varices superficielles peut être obtenue; mais, pour arriver à ce résultat, il faut d'abord, par des injections nombreuses, oblitérer toutes les parties dilatées du système veineux sous-cutané (pour éviter une inflammation trop étendue et trop vive, les opérations doivent être faites successivement). Puis, lorsque tous les vaisseaux hypertrophiés seront guéris, la compression, comme nous l'avons vu dans le second chapitre, présentera une utilité réelle comme moyen préventif, sans donner lieu aux accidents qui survien nent lorsqu'elle est faite sur une jambe couverte de va rices. En agissant ainsi, nous pensons que le malade retirera de grands avantages de son opération, et que pendant une période de temps qui peut varier de dix à vingt années, il sera délivré de cette maladie gênante et dangereuse. Dans les opérations qui suivent, les malades, revus quelques années après l'opération, bien que celle-ci ait été incomplète, présentaient une grande amélioration dans les fonctions du membre malade.

Observation XXV.

Varices de la jambe gauche; deux injections de liqueur iodo-tannique. Etat du malade deux ans plus tard.

R...., âgé de 21 ans, sommelier, de Lyon, est couché, le 7 février 1864, au n° 57 de la salle Saint-Sacerdos. Sa mère avait des varices. A gauche, nodosités variqueuses du mollet et du pied, amenant de la gêne et de la douleur durant le travail.

Opération le 10 février. Deux injections de 12 gouttes de liqueur iodo-tannique au niveau du mollet. Phlébite normale ; guérison.

Exeat le 17 février 1864.

Huit jours après sa sortie de l'hôpital, il s'est embarqué en qualité de maître d'hôtel à bord d'un navire des Messageries impériales et a voyagé ainsi pendant deux ans ; depuis quelques mois, revenu à Lyon, il est à la tête d'une brasserie. Aujourd'hui il présente sur la face interne de la jambe gauche de petites nodosités très-sensibles au toucher. Néanmoins le malade se considère comme guéri, parceque ses varices sont infiniment moins volumineuses qu'auparavant et qu'il peut vaquer à ses différentes occupations, sans gêne aucune ; au niveau des piqûres, les veines sont oblitérées.

Observation XXVI.

Varices traitées successivement par la cautérisation et l'injection. Etat du malade trois années plus tard.

Louis C...., âgé de 60 ans, tisseur, à Lyon, est couché, le 5 octobre 1864, au n° 79 de la salle Saint-Sacerdos ; il est né d'un père variqueux.

Varices de la face interne de la jambe gauche ; fut opéré il y a dix années par M. Valette au moyen de la cautérisation. Trois cicatrices s'aperçoivent à la face postérieure de la jambe à des hauteurs différentes.

Opération le 18 octobre 1864 par M. Delore. Trois injections de 12 gouttes de liqueur iodo-tannique dans les varices de la face interne de la jambe ; marche ordinaire de la phlébite. Guérison au bout de quinze jours ; il sort trois semaines après l'opération.

Examen le 2 août 1867 (note envoyée par le docteur Schaack). A la partie postérieure de la jambe gauche, trois cicatrices de cautérisation; de plus, une petite tumeur adhérente à la peau, de la grosseur d'une noisette, mais ayant une forme aplatie, existe au niveau d'une des piqûres pratiquées pour l'injection. Les deux autres piqûres n'ont pas laissé de traces. En ce moment on trouve à la partie inférieure et interne de la cuisse un paquet variqueux d'où part la saphène dont le volume est augmenté. La jambe droite présente en ce moment quelques varices. Avant l'opération de M. Valette, la jambe devenait très-volumineuse le soir et le gênait considérablement. Depuis la cautérisation, pendant huit ans environ, la jambe n'offrait plus d'œdème le soir et tout allait très-bien, le malade ne portant ni bandage et travaillant comme devant; mais, au bout de cette période d'années, apparaissent les varices et leurs inconvénients; quelques mois plus tard, il est opéré par M. Delore, comme nous l'avons vu. Aujourd'hui le malade peut sans gêne faire son métier; il n'a gardé son bas lacé qu'un mois après l'opération; depuis, aucune précaution n'a été prise. Bien plus, le malade a continué de se serrer modérément la cuisse au-dessus du genou, à l'aide soit d'une bande, soit de son mouchoir; de cette manière, dit-il, le paquet variqueux situé à ce niveau étant contenu, sa jambe a plus de force.

Observation XXVII.

Varices de la jambe gauche. Neuf injections faites dans l'espace de trois années. Amélioration progressive.

Joseph F...., tisseur, âgé de 23 ans, né à Hayes (Rhône), domicilié à Lyon, est couché, le 25 août 1862, au n° 21 de la salle Saint-Sacerdos.

Depuis l'âge de 12 à 15 ans, c'est-à-dire depuis vingt-cinq années, varices de la jambe gauche. Le 27 février 1859, hémorrhagie spontanée des veines variqueuses. En 1860, au mois d'août, formation d'un ulcère peu étendu au-dessus de la malléole interne; repos incomplet; cicatrisation après deux mois de durée; en 1861, durant les mois de juillet et d'août, rhumatisme articulaire aigu. En 1862, récidive de l'ulcère dont l'apparition est précédée par de l'œdème autour des malléoles; sa durée est de deux mois environ. Au mois d'août de la même année, il reparaît pour la troisième fois; c'est alors que le malade entre à l'hôpital.

La plaie située au-dessus de la malléole interne est grande comme une pièce de 2 francs; elle repose sur un paquet variqueux; toute la face interne et postérieure de la jambe est couverte de varices.

Opération le 28 *août* 1862. 3 injections de 12 gouttes de liqueur iodotannique sur la face interne et supérieure de la jambe. — L'ulcère cesse de suppurer à partir du jour de l'injection et se cicatrise rapidement. — Exéat le 15 septembre.

Depuis cette opération, le malade porte un bas lacé en peau de chien. Ses varices avaient diminué; elles n'étaient plus apparentes dans les endroits opérés, mais les autres parties de la jambe restaient couvertes de dilatations veineuses.

En 1863, au mois d'avril, l'ulcère apparaît de nouveau; il entre à l'hôpital.

25 *mai* 1863, *nouvelle opération.* 2 injections à la partie moyenne et interne de la jambe. — La plaie disparaît très-rapidement comme après la première injection.

Novembre 1863. Nouvel ulcère.

Le 19. Troisième opération; 3 injections faites non plus à la partie supérieure de la jambe; mais à la partie inférieure au-dessus et au dessous de l'ulcère.

En 1864, l'ulcère est revenu deux fois, mais s'est fermé en très-peu de jours (huit jours au plus, cinq jours au moins), le malade faisant un peu de compression locale et cessant de travailler, mais ne gardant pas un repos absolu. A la fin du mois de décembre 1864, il achète un bas Leperdriel.

En 1865, pas d'ulcère, même travail que d'habitude.

En 1866, l'ulcère paraît et guérit en huit jours. Au dire du malade, il y avait négligence de sa part; il avait cessé la compression.

En 1867, pas de plaie. — Voici dans quel état il se trouve le 2 août: veines flexueuses sur la face interne de la jambe gauche, sauf dans les points injectés, en sorte que dans cette région, il y a diminution de la phlebectasie, cette diminution est plus sensible sur le milieu de la jambe qu'à la partie inférieure. De nouvelles dilatations se sont développées à la partie externe de la rotule et sur le coude-pied. — Mais en somme le malade avec sa chaussette, exerce son métier sans gêne aucune.

Observation XXVIII.

Joseph Bonnabaud, âgé de 26 ans, domestique, né à Clermont-Ferrand, domicilié à Lyon, est couché le 6 octobre 1862, au n° 16 de la salle Saint-Sacerdos.

Il y a quatorze ans, coup de pied de cheval à la jambe droite, en avant du tibia; nécrose consécutive, ablation du séquestre; cicatrisation de la plaie. Quelques années plus tard, varices et ulcère peu considérable; il y a deux mois, nouveau coup de pied à la jambe droite, nécrose(issue spontanée d'un fragment d'os le 20 septembre, l'ulcère loin de guérir augmente d'étendue.

Opération le 20 *novembre.* 2 injections. — Phlébite au niveau des piqûres.

14 décembre. Exéat; quelques varices dans la partie inférieure de l'ulcère ont été négligées.

Il entre de nouveau à l'hôpital le 8 octobre 1863 au n° 46

Ulcère du mollet formé à la suite d'un coup de pied; on sent au niveau des anciennes piqûres, c'est-à-dire sur la face interne et supérieure de la jambe les caillots obturateurs. — Au dessus de l'ulcère sur le mollet, paquet variqueux; au niveau du tiers inférieur et interne de la jambe existent également des varices non opérées.

20 *octobre, seconde opération.* 3 injections; la première est très-douloureuse; Phlébite normale.

15 novembre; varices disparues; quelques veines ont été transformées en cordon dur et très-fin qui se résorbent peu à peu; l'ulcère est cicatrisé.

Ce malade qui a eu un chancre induré au mois de juillet 1863; puis des ulcérations de la bouche, des boutons et des croûtes dans les cheveux, est atteint au mois de novembre d'une paralysie faciale qui prolonge son séjour à l'hospice.

10 janvier. Exéat; guérison des accidents syphilitiques et des varices.

OBSERVATION XXIX.

Varices opérées une première fois par le perchlorure de fer.

Joseph Valter, âgé de 57 ans, verrier, domicilié à Givors (Rhône). Varices de la face interne de la jambe gauche. Il y a un an, ce malade fut opéré à Bordeaux, par M. Denucé; 2 injections de perchlorure de fer, sur deux varices situées à la partie interne et supérieure de la jambe. — Les autres veines présentaient la même dilatation et devaient être opérées plus tard; mais le malade fut obligé de quitter Bordeaux. Au niveau de l'injection, noyau gros comme une noisette, très-dur, ne gênant en rien; toute la masse variqueuse a disparu; le malade est très-content du résultat.

Opération le 28 *avril* 1862. 3 injections de 12 gouttes de liqueur iodo-tannique. Phlébite les jours suivants.

10 mai. Guérison. Au niveau des piqûres, noyaux indurés; pas de varices apparentes; il sort le 11 mai avec un bas lacé en peau de chien.

OBSERVATION XXX.

Varices des deux jambes ; 3 *cautérisations au canquoin deux années auparavant.*

Antoine Thévenin, âgé de 47 ans, terrassier de Saint-Symphorien (Loire), est couché le 13 novembre 1861, au n° 26 de la salle Saint-Sacerdos Début datant de huit ans. — Varices des régions postérieure et interne des deux jambes. Il y a deux ans, on fit trois cautérisations avec le canquoin à la jambe droite, deux au tiers supérieur et une au tiers moyen.

18 novembre 1863. 3 injections de 12 gouttes de liqueur iodo-tannique; une à la partie interne du genou, la seconde au tiers moyen; la troisième au-dessous du creux poplité à droite; à gauche deux injections à la partie supérieure et interne de la jambe.

Phlébite et induration consécutive. Exéat le 6 décembre.

CHAPITRE VII.

OBSERVATIONS DE VARICES ET D'ULCÈRES VARIQUEUX.

Dans ce chapitre nous résumons les observations non citées précédemment et qui ont servi de base à notre travail. Dans les cinq premières que nous citons, les varices étaient la cause d'accidents graves contre lesquels une opération était nécessaire. Dans les observations 44, 45, 46, les dilatations veineuses peu développées, empêchaient les malades d'entrer dans le service militaire, comme ils le désiraient. Enfin l'observation 47 et les suivantes sont des exemples d'ulcères variqueux; on peut voir dans ces cas combien est rapide la cicatrisation de ces plaies après l'oblitération des varices. Tous les malades qui font le sujet de ces observations ont été opérés par M. Delore.

Observation XXXI.

Joseph B..., âgé de 26 ans, cuisinier, de Chiari (Piémont), est couché le 6 janvier, au nº 68 de la salle Saint-Sacerdos. Varices très-volumineuses et très-nombreuses de la jambe gauche; ulcère du même côté, hémorrhagies; engourdissement douloureux de la jambe pendant le travail. Opération le 13 janvier. Trois injections : 1º au-dessous de la rotule; 2º et 3º à la partie interne du mollet. Résolution lente de la phlébite. Induration des varices au niveau des piqûres. *Exéat* le 27 février.

Observation XXXII.

Jean E..., âge de 42 ans, terrassier, né à Casti (Italie), est couché le 27 décembre 1863, au nº 53 de la salle Saint-Sacerdos. Varices depuis quatre ans, de la jambe droite; il y a trois mois, le choc d'une pièce de bois atteignant sa jambe variqueuse, amena une hémorrhagie, puis un ulcère. Opération le 15 janvier 1864 : trois injections, l'une au bord interne et à la partie supérieure du mollet ; l'autre à la partie externe; la troisième au-dessus de cette dernière. Le résultat de l'opération est curieux. Dans tous les points correspondants aux veines variqueuses superficielles, se trouvent le 1er février, quinze jours après l'opération, des caillots sanguins recouverts d'une peau amincie, et qui parsèment la surface de la jambe d'élevures dures de quelques millimètres de hauteur, l'ulcère est complétement cicatrisé. *Exéat* le 20 février.

Observation XXXIII.

Auguste S..., âgé de 37 ans, chapelier, né au Puy (Haute-Loire), est couché le 4 décembre 1863, au nº 17 de la salle Saint-Sacerdos.

Varices volumineuses de la face interne de la jambe. Œdème du tiers inférieur de la jambe. Opération le 7 décembre, deux injections; phlébite; induration dans une assez grande étendue. *Exéat* le 2 janvier.

Observation XXXIV.

Pierre P..., âgé de 24 ans, domestique, d'Aoste (Isère), est couché le 5 août 1864, au nº 17 de la salle Saint-Louis.

Varices de la partie interne de la cuisse et du mollet; œdème des malléoles pendant la marche et le travail ; cinq injections : trois à gauche, deux à droite. Phlébite normale. *Exéat* le 1er septembre.

Observation XXXV.

Louis G..., âgé de 65 ans, voiturier, né à Clisenenoc (Isère), est couché le 9 janvier 1863, au nº 69 de la salle Saint-Sacerdos.

Hérédité : le père et un grand nombre de parents sont affectés de varices. La maladie a débuté à l'âge de 5 ans, dilatations variqueuses de la face interne des deux jambes. Engourdissements douloureux qui font quelquefois tomber le malade ; à droite, deux ulcères grands comme une pièce de 5 francs. 13 janvier 1863 ; une seule injection à cause de son âge, pour la guérison de son ulcère qui est cicatrisé le 15 février. *Exéat* le 27 février.

Observation XXXVI.

Benoît F..., âgé de 63 ans ans, faïencier, domicilié à Scozeron (Rhône), est couché le 4 septembre 1862, au nº 10 de la salle Saint-Sacerdos. Varices des deux jambes; cinq injections le 18 septembre. Durée de la guérison, quinze jours.

Observation XXXVII.

Louis T..., âgé de 32 ans, cultivateur, est couché le 15 avril 1863 au nº 54 de la salle Saint-Sacerdos. Varices de la face interne de la jambe ; gêne et douleur. Trois injections ; durée de la guérison, dix-huit jours.

Observation XXXVIII.

Charles B..., âgé de 22 ans, cultivateur, domicilié à Artenat (Jura). Depuis trois ans, varices de la face interne de la jambe gauche ; gêne pendant le travail ; deux injections de 12 gouttes de liqueur iodo-tannique ; une piqûre est faite à la partie moyenne, l'autre à la partie supérieure de la jambe. Phlébite normale ; induration. *Exéat* le 15 décembre.

Observation XXXIX.

Jean D..., âgé de 36 ans, chapelier, entré le 10 novembre 1863 au n° 17 de la salle Saint-Sacerdos. Varices de la région interne et antérieure de la jambe droite. Le 13 novembre, une injection : phlébite et induration. *Exéat* le 10 décembre.

Observation XL.

Michel M..., âgé de 29 ans, voiturier, né à Saint-Jean-sur Veyle, entré le 8 février 1864 au n° 26 de la salle Saint-Sacerdos. Varices de la face interne des deux jambes, datant de huit années. Opération le 9 février : cinq injections, trois à gauche, deux à droite. Phlébite et induration consécutives. *Exéat* le 27 février.

Observation XLI.

P. L..., âgé de 34 ans, journalier, n° 36 de Saint-Sacerdos. 25 novembre 1864 : trois injections de liqueur iodo-tannique à gauche. Phlébite et induration. *Exéat* le 8 décembre 1864.

Observation XLII.

Auguste B..., mégissier, âgé de 30 ans, né à Bédarioux (Hérault), domicilié à Lyon, est couché le 11 juin 1860, au n° 12 de la salle Saint-Sacerdos. Né d'un père variqueux ; varices des rameaux de la saphène interne ; deux injections autour du genou. *Exéat* le 1er juillet avec des caillots au niveau des piqûres.

Observation XLIII.

M. D..., âgé de 24 ans. Varices du creux poplité ; une seule injection. Entrée le 2 décembre 1864, sortie le 19 décembre. Durée de la guérison dix-sept jours.

Observation XLIV.

Georges G...., âgé de 21 ans, boulanger, entré le 30 août 1862, est couché au n° 30 de la salle Saint-Sacerdos. — Varices de la partie interne du mollet gauche; 3 injections de liqueur iodo-tannique le 3 septembre 1862. Phlébite consécutive ; caillot de quinze centimètres, entre les deux piqûres ; avant son entrée à l'hôpital, il prend une blennhoragie qui suit son cours pendant le traitement des varices et dont le malade ne parle qu'après l'opération. — Ce malade veut entrer dans le service militaire.

Observation XLV.

M....., âgé de 25 ans, journalier, entré le 13 décembre 1863, au n° 68 de la salle Saint-Sacerdos. Veut entrer dans le service militaire; une seule injection à la partie postérieure du mollet droit; durée de la guérison, 21 jours.

Observation XLVI.

Antoine T....., cultivateur, âgé de 23 ans, né à Chatillon d'Azergues (Rhône), domicilié à Lyon, est couché le 27 mai 1864 au n° 36, salle Saint-Sacerdos. Veut se faire soldat : 3 injections avec la liqueur iodo-tannique; inflammation médiocre; le malade sort avec des noyaux indurés au bout de quinze jours. Quelques jours après il est accepté comme soldat.

Observation XLVII.

Pierre G....., âgé de 22 ans, plâtrier-peintre, né à Bussa (Piémont) est couché le 2 février 1861, au n° 6 de la salle Saint-Sacerdos. — Varices depuis l'âge de 14 ans ; crampes très-douloureuses quand il est fatigué; dilations considérables des veines sur la face interne de la jambe, depuis la malléole jusqu'au tiers moyen de la cuisse. Depuis cinq mois, deux ulcères situés au-dessus de la malléole.

Opération le 6 février. 3 injections de 12 gouttes de liqueur iodo-tannique. — Phlébite consécutive; induration des vaisseaux injectés; au bout de trois jours les deux ulcères cicatrisés sont recouverts de croûtes sèches.

Exéat le 27 février.

Observation XLVIII.

Jean B....., âgé de 66 ans, serrurier, est couché le 9 janvier 1864, au n° 65 de la salle Saint-Sacerdos. — Hérédité du côté du père et d'autres parents plus éloignés. Varices depuis l'âge de cinq ans, siégeant aux parties interne et postérieure de la jambe; 13 janvier, une piqûre à la partie moyenne de chaque jambe. Exéat le 6 février.

Observation XLIX.

Auguste P....., âgé de 20 ans, cuisinier, entré le 26 juillet 1861. Varices depuis 8 mois de la face interne de la jambe gauche; ulcère au-dessus de la malléole produit par une contusion contre une porte.

Opération le 29 juillet 1861 : Une seule injection, phlébite, induration au niveau des piqûres; le malade sort 20 jours après l'opération.

Observation L.

Michel B......, âgé de 50 ans, entré le 17 juin 1864, au nº 71 salle Saint-Sacerdos ; journalier, né à Bourg-Lastic (Puy-de-Dôme) domicilié à Lyon. — Varices depuis 20 ans, survenues à la suite d'une fracture ; il y a six ans, ulcère à la suite d'une violente contusion. Pansements variés sans résultat depuis cette époque.

18 juillet. Injection de liqueur iodo-tannique ; 3 injections autour du genou ; cicatrisation rapide des ulcères. Exéat le 10 août; noyaux indurés au niveau des injections.

Observation LI.

François C...., né à Saint-Chef (Isère), âgé de 33 ans, journalier, entré le 2 mars 1861. Sa mère portait des varices. Les dilatations veineuses du malade occupent les régions internes de la cuisse et de la jambe; au-dessus de la malléole, ulcère assez étendu. Une cautérisation précédente. — Opération le 7 mars : 3 injections au niveau du genou ; le 27 mars l'ulcère est cicatrisé ; caillot au niveau des piqûres. Exéat.

Observation LII.

Isidore G....., âgé de 25 ans, mineur entré le 15 octobre 1860 au nº 30 de la salle Saint-Sacerdos ; Ulcère et varices de la jambe droite. Opération le 20 octobre. Phlébite les jours suivants ; le 25 l'ulcère es presque complétement cicatrisé. Exéat, le 30 octobre.

Observation LIII.

Louis G...., âgé de 37 ans, journalier de Mionnay (Ain), domicilié à Trévoux, est couché, le 8 juillet 1862, au nº 19 de Saint-Sacerdos.

Ulcère très-considérable du tiers inférieur de la jambe datant de quinze ans avec des alternatives de guérison et d'ulcération ; paquets variqueux à la partie interne de la jambe.

Opération le 14 juillet 1862. Une seule injection ; cicatrisation rapide de l'ulcère ; le 21, le malade veut sortir, bien qu'incomplétement guéri.

Observation LIV.

Claude J...., cultivateur, âgé de 37 ans, de Fleurie (Rhône), entré le janvier 1863 au nº 16 de la salle Saint-Sacerdos.

Varices des deux jambes à la partie interne ; au tiers inférieur sur les deux membres, ulcère assez étendu. Opération le 15 janvier : une injection à droite, trois à gauche. Phlébite consécutive. Le 25, la douleur se calme peu à peu ; la marche devient possible. 2 février. Exéat, cicatrisation des ulcères.

Observation LV.

Jean-Pierre J...., âgé de 21 ans, entré le 20 juin 1863 au n° 41 de la salle Saint-Sacerdos; varices et ulcères de la face interne. 4 juillet : deux injections de 12 gouttes de liqueur iodo-tannique. Le 20, oblitération des varices au niveau des piqûres ; cicatrisation des ulcères. Exéat.

Observation LVI.

François M...., âgé de 55 ans, ébéniste, de Marseille, est couché, le 11 juillet, au n° 9 de Saint-Sacerdos. Varices de la partie interne du genou ; deux ulcères sur la face interne de la jambe. Une seule injection le 14 juillet. 19 août, les ulcères ont presque complétement disparu ; ils sont larges comme une pièce de cinquante centimes. Cordons indurés dans les veines. 23 août, exéat, guérison des plaies.

Observation LVII.

Danvien M...., âgé de 44 ans, scieur de long, né à Viverols (Puy-de-Dôme), est couché, le 27 juin 1862, au n° 32 de la salle Saint-Sacerdos. Varices de la face interne de la jambe ; ulcère au-dessus de la malléole. Le 4 juillet, quatre injections de liqueur iodo-tannique, trois en haut, une en bas. Phlébite normale ; l'ulcère est guéri en deux jours. Exéat le 19 juillet.

Observation LVIII.

Jean-Claude R...., âgé de 38 ans, cocher, entré le 1er juillet. Varices et ulcère à la partie interne de la jambe ; une injection à la partie moyenne de la jambe. Exéat le 29 juillet ; cicatrisation des plaies.

Observation LIX.

Edouard C...., âgé de 50 ans, mécanicien, de Cambrai (Nord), est couché, le 20 décembre 1863, au n° 56 de la salle Saint-Sacerdos.

Depuis dix ans, varices de la face interne de la jambe gauche ; deux ulcères, grands comme une pièce de 5 francs, siégent dans le tiers inférieur du membre. Opération le 24 décembre ; deux injections. Induration remontant à 4 centimètres au-dessus de la piqûre. Exéat le 10 janvier ; l'ulcère est cicatrisé.

Observation LX.

François D.., âgé de 45 ans, cultivateur, entré le 6 juillet 1862, au n° 32 de la salle Saint-Sacerdos.

Ulcères et varices de la région interne de la jambe. Opération le 10 juillet ; une seule injection. Phlébite et induration consécutives. 3 août. Ulcère guéri ; au niveau des piqûres, noyau induré considérable. Exéat.

E. Parent, imprimeur de la Faculté de Médecine, rue Mr-le-Prince, 31.

A. PARENT, imprimeur de la Faculté de Médecine, rue Mr-le-Prince, 31.

www.ingramcontent.com/pod-product-compliance
Ingram Content Group UK Ltd.
Pitfield, Milton Keynes, MK11 3LW, UK
UKHW021036230726
13926UKWH00004B/1507

9 782014 111675